まちがいさがしは
脳を瞬間的・総合的に強化できる極めて高度な脳トレ

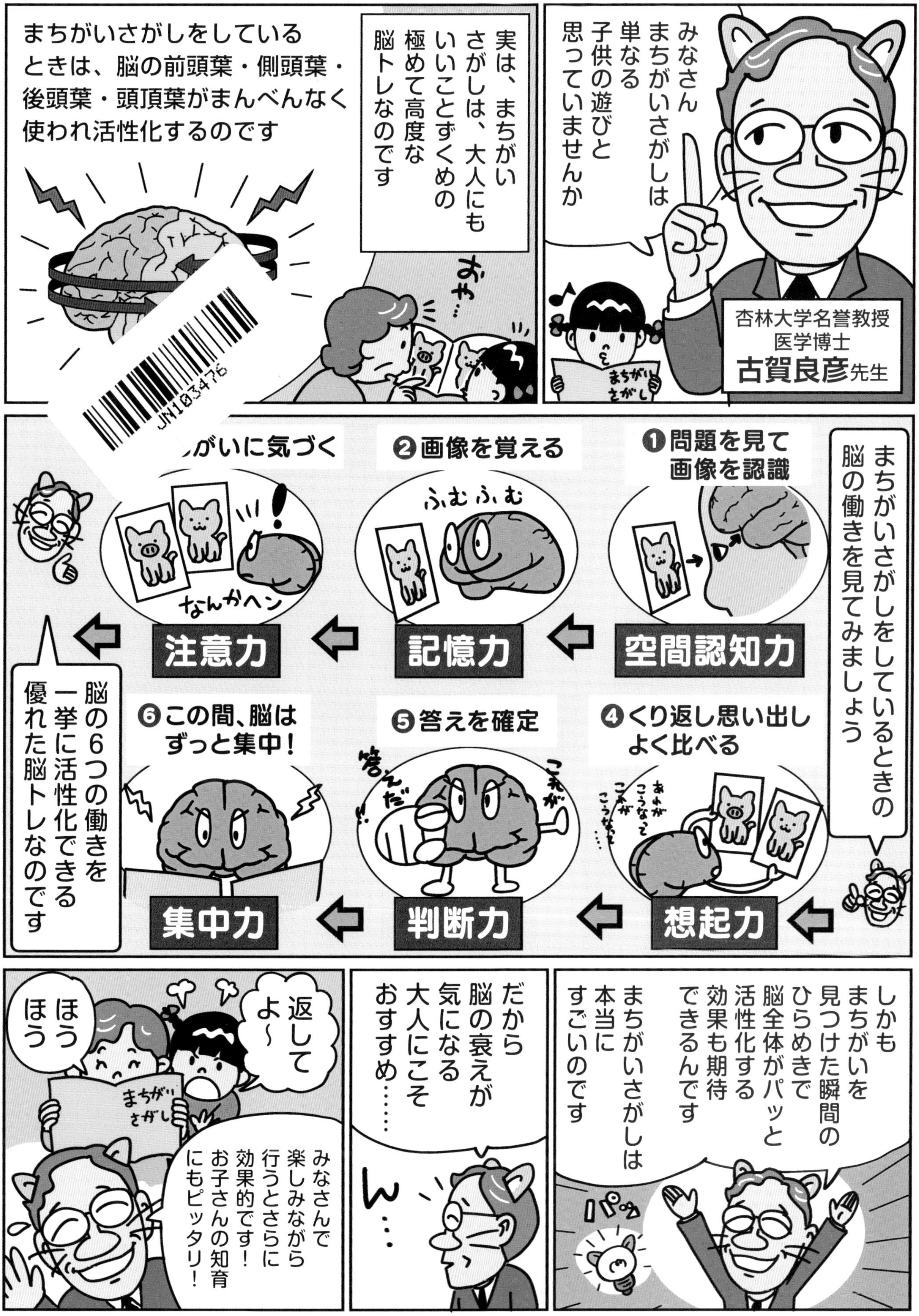

みなさん
まちがいさがしは
単なる
子供の遊びと
思っていませんか

杏林大学名誉教授
医学博士
古賀良彦先生

まちがいさがし

実は、まちがいさがしは、大人にもいいことずくめの極めて高度な脳トレなのです

おや…

まちがいさがしをしているときは、脳の前頭葉・側頭葉・後頭葉・頭頂葉がまんべんなく使われ活性化するのです

まちがいさがしをしているときの脳の働きを見てみましょう

❶問題を見て画像を認識
空間認知力

❷画像を覚える
ふむふむ
記憶力

がいに気づく
なんかヘン
注意力

❹くり返し思い出しよく比べる
あれがこうなってこれがこうなって……
想起力

❺答えを確定
答えだ!!
これが
判断力

❻この間、脳はずっと集中！
集中力

脳の6つの働きを一挙に活性化できる優れた脳トレなのです

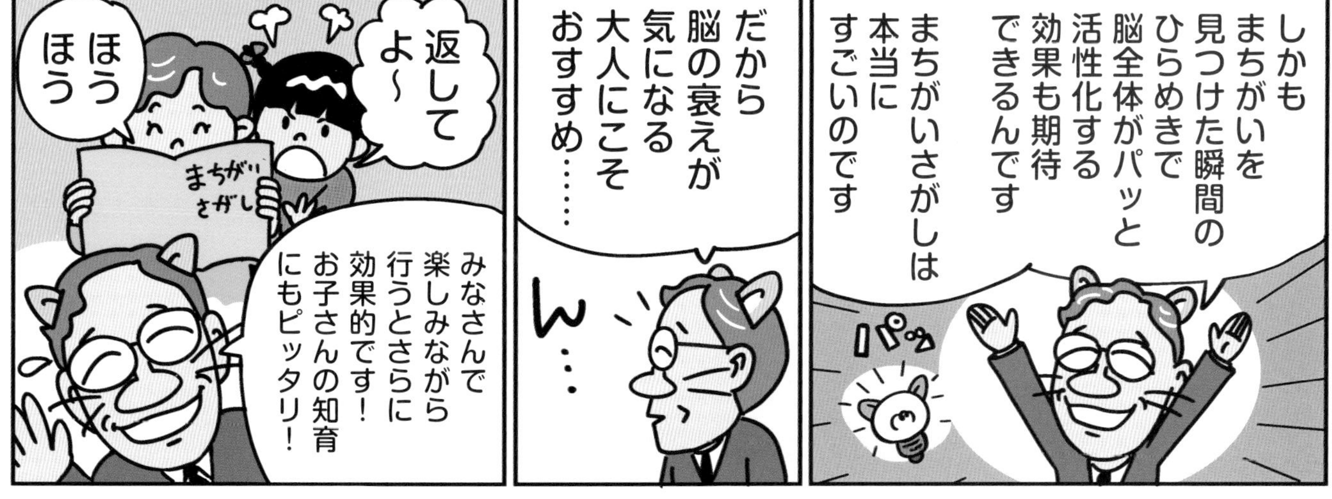

「まちがいさがし」は単なる子供の遊びではなく、衰えやすい6大脳力が一挙に強まるすごい脳トレ

本当はすごい「まちがいさがし」

誰もが一度は楽しんだ経験がある「まちがいさがし」。**大人も子供もつい夢中**になってしまう不思議な魅力があることは、よくご存じでしょう。

実は、このまちがいさがし、**単なる「子供の遊び」ではない**ことが、脳科学的に明らかにされつつあります。何を隠そう、**脳のさまざまな部位の働きを瞬間的・総合的に強化できる、極めて高度な脳トレ**であることがわかってきたのです。

普段の生活で**テレビばかりみて**いたり、**ずっとぼんやり**していたりすると、脳はどんどん衰えてしまいます。記憶力が衰えて**物忘れ**が増えたり、集中力が低下して**飽きっぽく**なったり、注意力や判断力が弱まって**うっかりミス**が生じたり、感情をコントロールできなくなって**怒りっぽく**なったり、**やる気が減退**したりしてしまうのです。

そうした脳の衰えを防ぐ毎日の習慣としてぜひ取り入れてほしいのが、まちがいさがしです。脳は大きく4つの領域（前頭葉・頭頂葉・側頭葉・後頭葉）に分けられますが、まちがいさがしを行うと、**そのすべての領域が一斉に活性化する**と考えられるからです。

まちがいさがしで出題される絵や写真の視覚情報はまず脳の**後頭葉**で認識され、**頭頂葉**で位置関係や形などが分析されます。次に、その情報は**側頭葉**に記憶されます。その記憶を頼りに、脳のほかの部位と連携しながら、意識を集中させてまちがいを見つけ出すのが、思考・判断をつかさどる脳の司令塔**「前頭葉」**の働きです。

あまり意識することはないと思いますが、まちがいさがしは、**脳の4大領域を効率よく働かせることができる稀有（けう）な脳トレ**でもあるのです。

まちがいさがしをするときの脳の各部位の働き

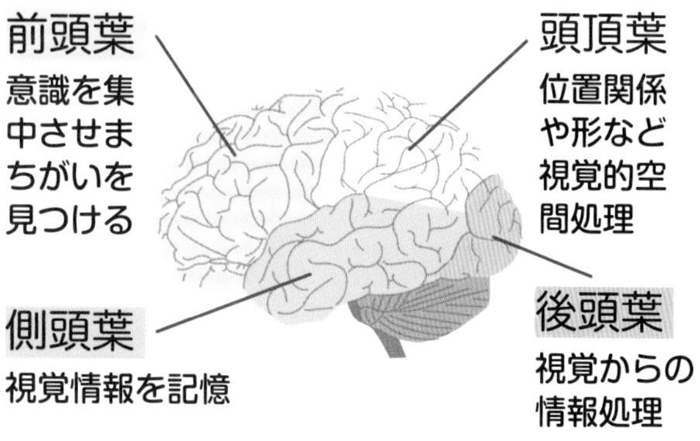

前頭葉
意識を集中させまちがいを見つける

頭頂葉
位置関係や形など視覚的空間処理

側頭葉
視覚情報を記憶

後頭葉
視覚からの情報処理

記憶力など6つの脳力を瞬間強化する高度な脳トレ

まちがいさがしが脳に及ぼす効果について、さらにくわしく見ていきましょう。

まず、まちがいさがしは脳トレのジャンルの中で、**「記憶系」**に分類されます。問題を解くには記憶力が必要になると同時に、まちがいさがしを解くことによって記憶力が強化されるのです。

実際に、2つ並んだ絵や写真からまちがい（相違点）を見つけるには、以下のような脳の作業が必要になってきます。

第一に、2つの絵や写真の細部や全体を視覚情報としてとらえ、一時的に覚える必要が出てきます。ここには**「空間認知」**と**「記憶」**の働きがかかわってきます。

第二に、直前の記憶を思い起こして、記憶にある視覚情報と今見ている絵や写真との間に相違点がないかに意識を向けていくことになります。ここで**「想起」**と**「注意」**の働きが必要になります。

第三に、相違点が本当に相違点であると気づくには、確認作業と「**判断**」力が必要になります。

そして、こうした一連の脳の働きを幾度となくくり返すためには、相応の「**集中**」力を要します。

つまり、まちがいさがしを解く過程では、主に**①記憶力（覚える力）**だけでなく、**②集中力（関心を持続する力）**、**③注意力（気づく力）**、**④判断力（正しく認識・評価する力）**、**⑤想起力（思い出す力）**、**⑥空間認知力（物の位置や形状、大きさを認知する力）**という「**6大脳力**」が総動員されるのです。

脳はある意味で筋肉と似ています。何歳になっても、使えば使うほど強化されます。つまり、まちがいさがしは、年とともに衰えやすい「6大脳力」を一挙に強化できる、極めて高度な脳トレだったのです。私が冒頭で「単なる子供の遊びではない」といった理由は、ここにあるわけです。

まちがいを見つけた瞬間脳全体がパッと活性化

それだけではありません。まちがいさがしが優れているのは、「あ、ここが違う！」と気づいた瞬間に、一種の喜びに似た感覚を伴う「**ひらめき**」が生まれることです。このひらめきがまた、脳にとって最良の刺激になるのです。

新しいアイデアを思いついた瞬間、悩み事が解決した瞬間、何かをついに成し遂げた瞬間など、私たちがひらめきをひとたび感じると気分が高揚し、その瞬間に脳は一斉に活性化するのです。みなさんもこうした経験をしたことがあるでしょう。暗い気持ちがパッと晴れるような、暗闇の中、電球の明かりがパッと光るような、そんな感覚です。

まちがいさがしは、こうした**ひらめきに似た感覚を日常で手軽に体験できる優れた脳トレ**でもあるのです。

本書のまちがいさがしには、1問につき5つのまちがいが隠れています。つまり、ひらめきに似た感覚を体験できるチャンスが、1問につき5回も用意されているのです。

ねこのかわいい表情やしぐさにときめきを感じて癒される脳活

まちがいさがしの脳活効果

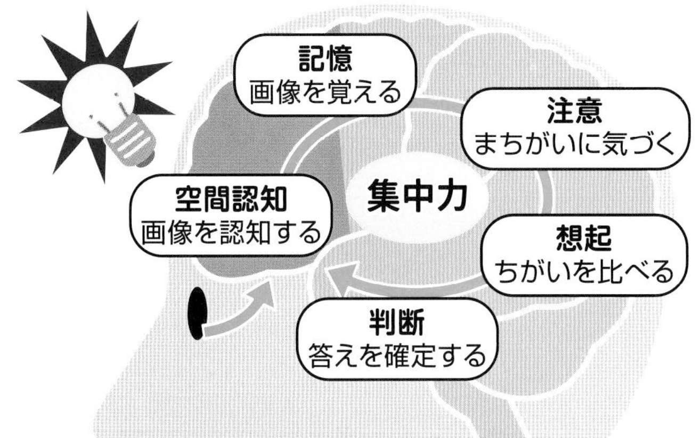

おまけに、本書のまちがいさがしの題材は、みんな大好きな「**ねこの写真**」。表情豊かなねこたちの愛くるしい瞬間が集められています。

暗いニュースが多い昨今、**かわいさを極めたねこたちの表情やしぐさ**を見るだけで、**思わず顔がほころび、心が癒され、暗い気持ちがフッと軽くなる**のではないでしょうか。イライラや不安などネガティブな感情も、知らないうちに晴れやかで前向きな気分になっているかもしれません。

ねこなどの動物のかわいらしい姿を見ることは、人間の根源的な感情に働きかけて、**気持ちを明るく前向きに整えてくれる不思議な癒し効果が**あるように思えてなりません。事実、**認知症の患者さんたちに動物と触れ合ってもらったり、動物の写真を見てもらったりすると、表情がパッと明るくなり、失われていた記憶を取り戻したり、不可解な言動が減ったりすることを、日々の診療でよく経験します。**

まちがいさがしをするときは、ねこたちのフワフワとした毛並みの感触、ゴロゴロとのどを鳴らしながらスヤスヤ眠るようす、どんな鳴き声を発しているのかなど、写真では得られない情報にも**想像**を巡らせてみるのもいいでしょう。脳全体のさらなる活性化につながるはずです。

さらに、まちがいさがしをするときは、一人でじっくり解くのもいいですが、家族や仲間とワイワイ競い合いながら取り組むのもいいでしょう。「ねこってこんな行動をするよね」「ここがかわいいよね」と、**ねこの話に花を咲かせながら取り組むと、自然と円滑なコミュニケーションが生まれ、脳にとってさらにいい効果が期待**できます。

最近、「脳への刺激が足りない」「ついボンヤリしてしまう」「ボーッとテレビばかりみている」……そんな人こそ、まちがいさがしの新習慣を始めてみましょう。めんどうなことは何一つありません。何しろ「**にゃんと１分見るだけ！**」でいいのですから。それだけで、**記憶力をはじめとする脳の力を瞬時に強化**することにつながるのです。

まだ半信半疑の方は、問題に取り組んでみてください。一とおりクリアするころには、**１分以内にまちがいを探すときの「ドキドキ」と「ワクワク」、そしてねこのかわいさに思わずキュンとしてしまう「ときめき」**で、夢中になっているはずです。**ときめきを感じて癒されながら没頭して脳を活性化できるねこのまちがいさがし**は、まさに最強の脳トレの一つといっていいでしょう。

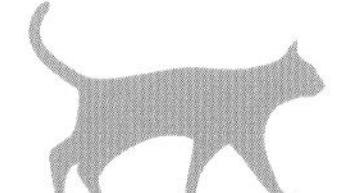

まちがいさがしの6大効果

空間認知力を強化

物の位置や形状、大きさを正確に把握する脳力が高まるので、物をなくしたり、道に迷ったり、何かにぶつかったり、転倒したり、車の運転ミスをしたりという状況を避けやすくなる。

記憶力を強化

特に短期記憶の力が磨かれ、物忘れをしたり、物をなくしたり、同じ話を何度もしたり、仕事や料理などの作業でモタついたりすることを防ぎやすくなる。

想起力を強化

直前の記憶を何度も思い出す必要があるので想起力が磨かれ、人や物の名前が出てこなくなったり、アレソレなどの言葉が増えたり、会話中に言葉につまったりするのを防ぎやすくなる。

注意力を強化

些細な違いや違和感に気づきやすくなるため、忘れ物や見落としが少なくなり、うっかりミスが防げて、めんどうな家事や仕事もまちがいなくこなせるようになる。

判断力を強化

とっさの判断ができるようになるため、道を歩いているときに車や人をうまく避けられたり、スーパーなどで商品を選ぶときに的確な選択が素早くできたりする。

集中力を強化

頭がさえている時間が長くなり、テレビのニュースや新聞の内容をよく理解できて、人との会話でも聞き逃しが少なくなる。根気が続くようになり趣味や仕事が充実してくる。

●本書のまちがいさがしのやり方●

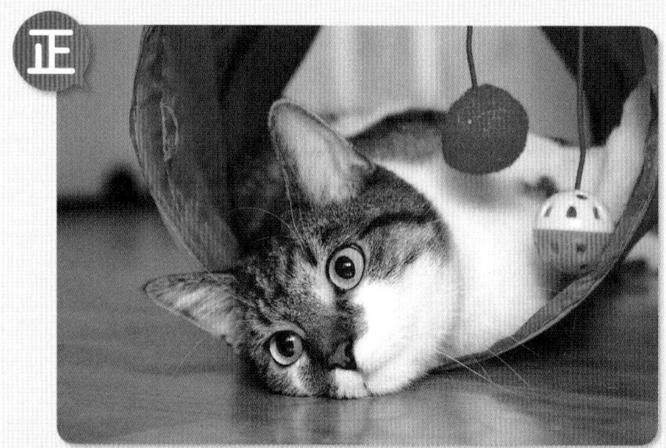

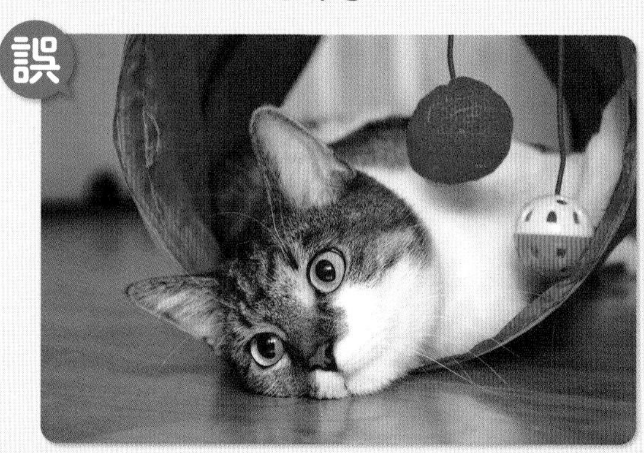

「正」と「誤」を見比べて、まず、１分間にまちがい（相違点）を何個見つけられるか数えてください。１問につきまちがいは5つ隠れています。全部見つけられなかったときは、次に、5つのまちがいをすべて見つけるまでの時間を計測してください。楽しみながら解くのが、脳活効果を高めるコツです。

1 よく見てねこ

どっちが
かわいいでちゅか？

1分で見つけた数	個
全部見つけるまでの時間	分　秒

正

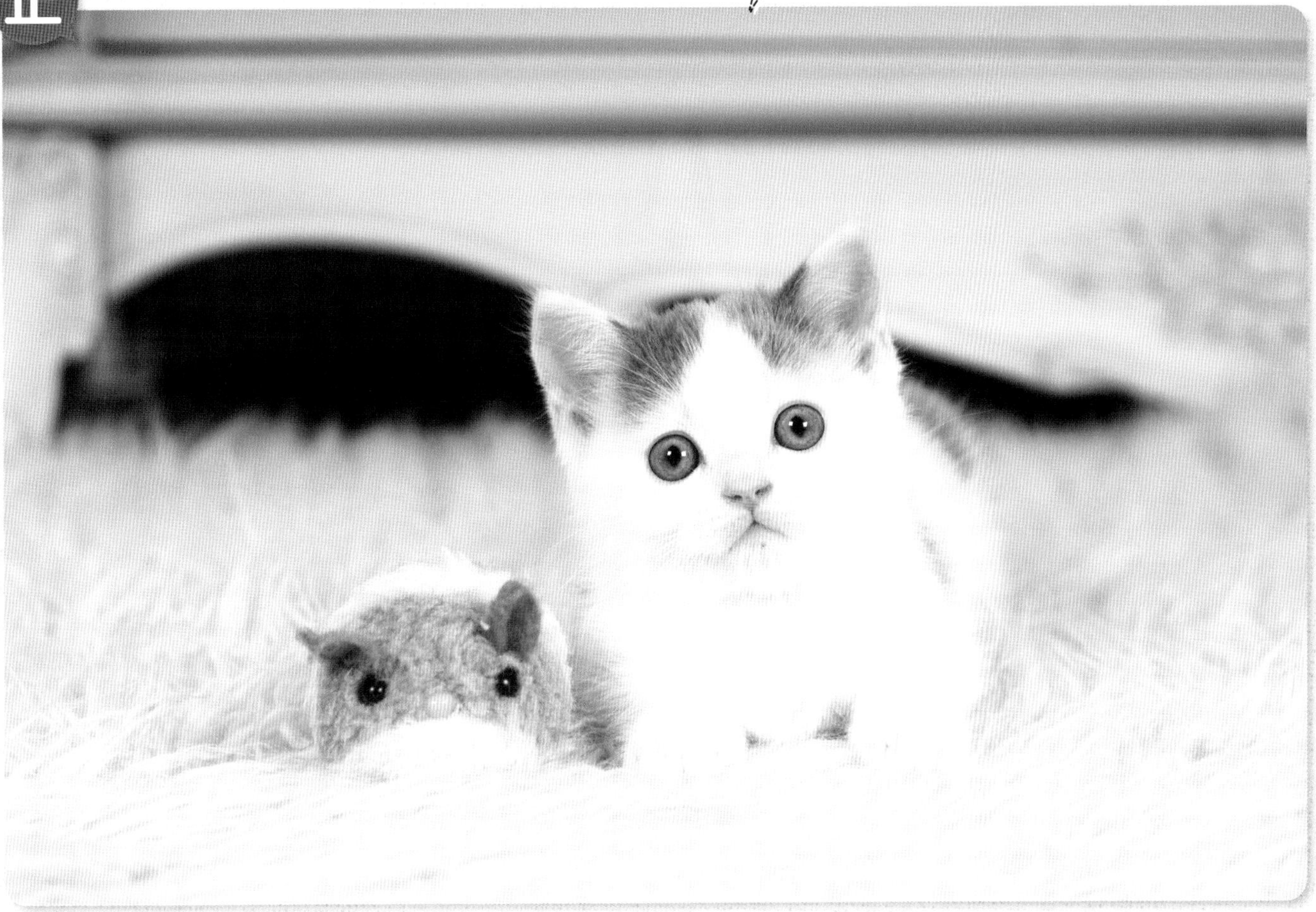

誤 まちがいは５つ。１分で探してにゃ。

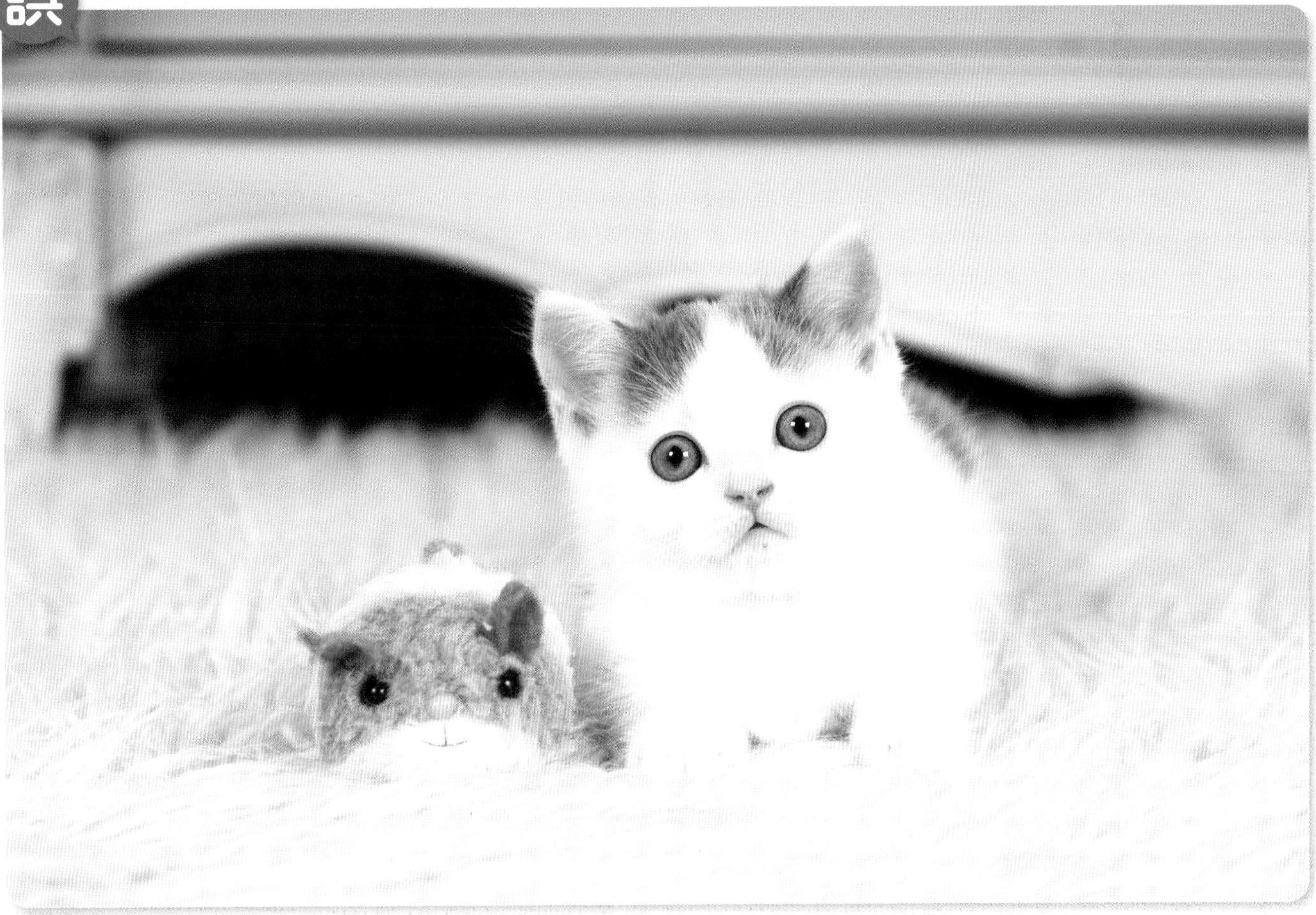

➡解答は64ページ

2 かいじゅうねこ

1分で見つけた数	個
全部見つけるまでの時間	分　秒

正

にゃぉ──！
なんでも
食べちゃう
ぞぉ～!!

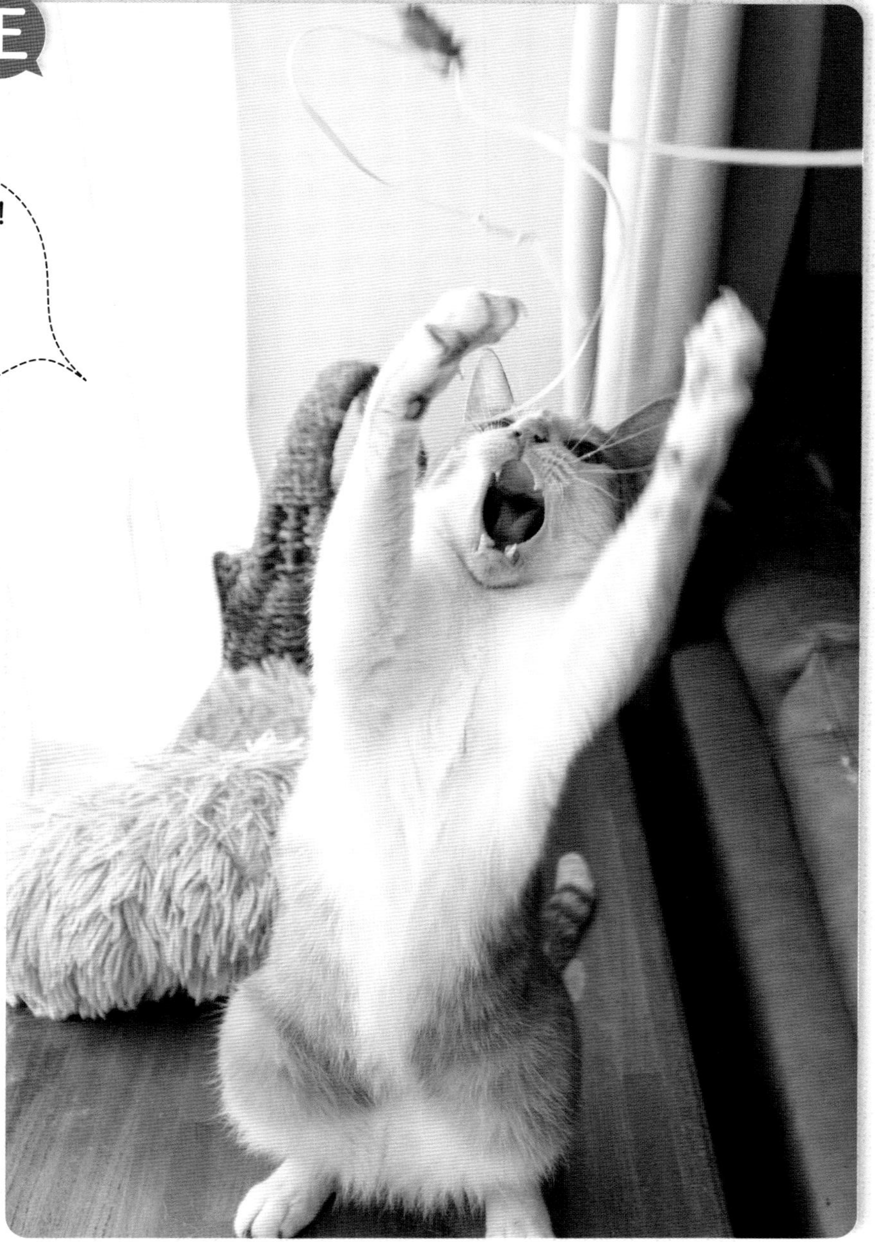

誤

まちがいは5つ。1分で探してにゃ。

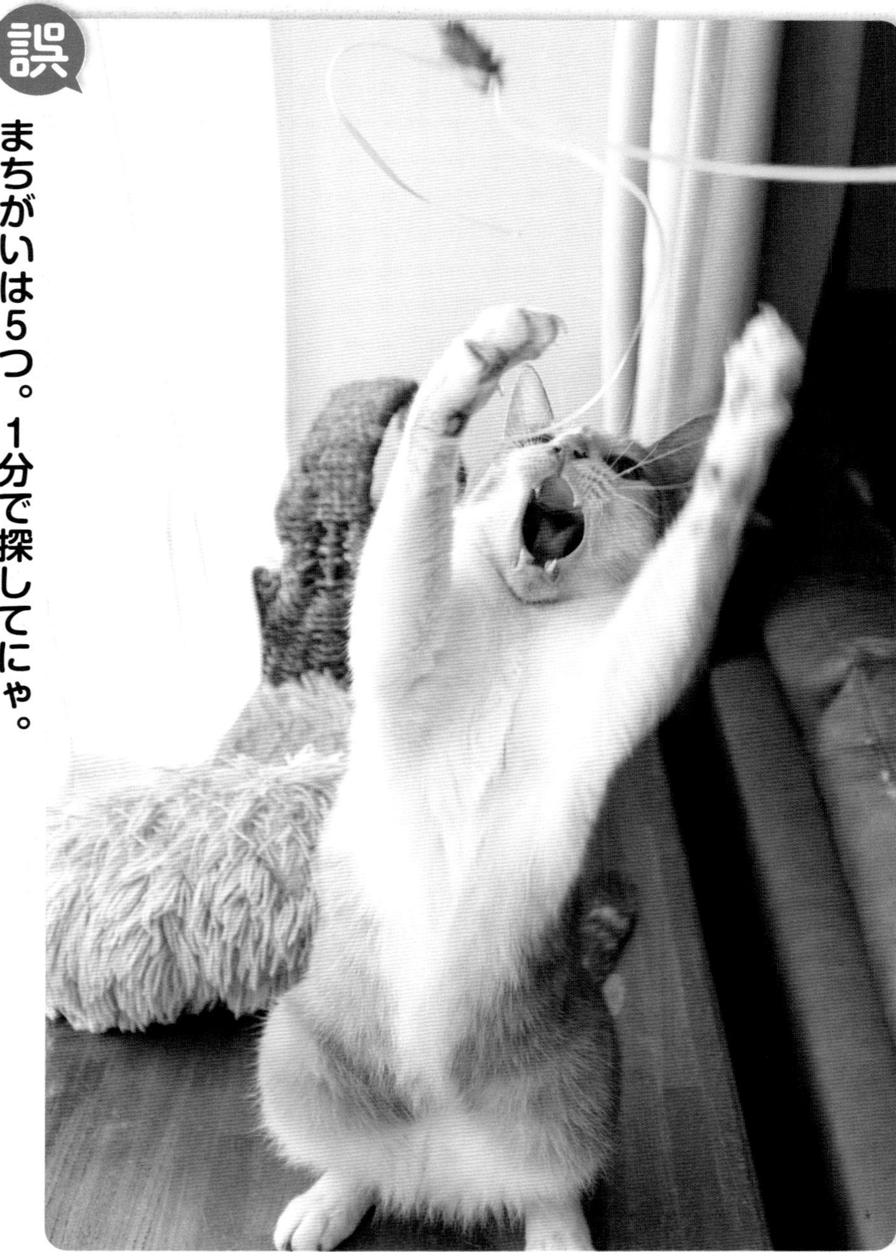

➡解答は64ページ

3 背比べねこ

私のほうが
高いにゃ

石の上に乗るのは
ズルイにゃ

1分で見つけた数	個
全部見つけるまでの時間	分　秒

正

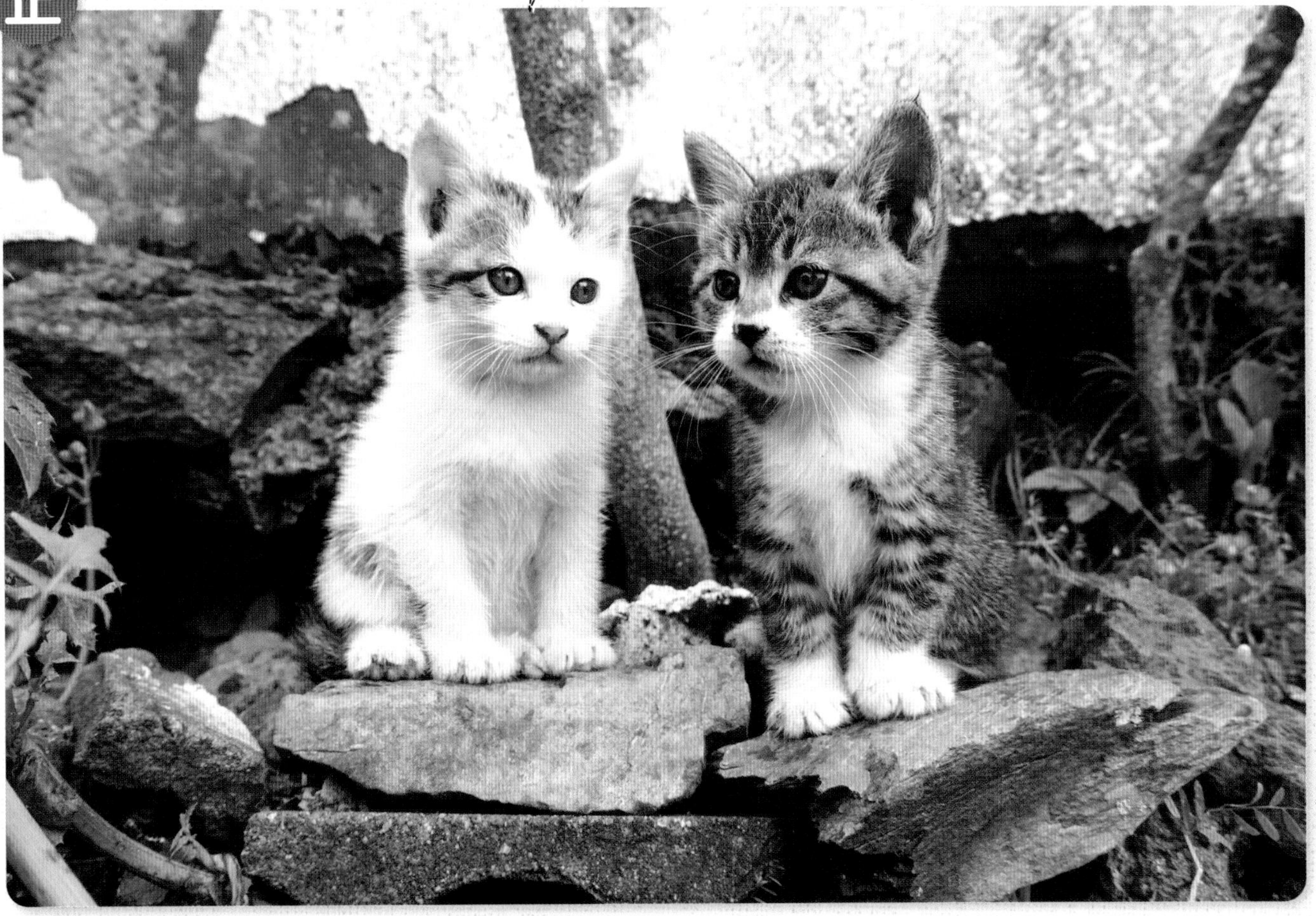

誤　まちがいは５つ。１分で探してにゃ。

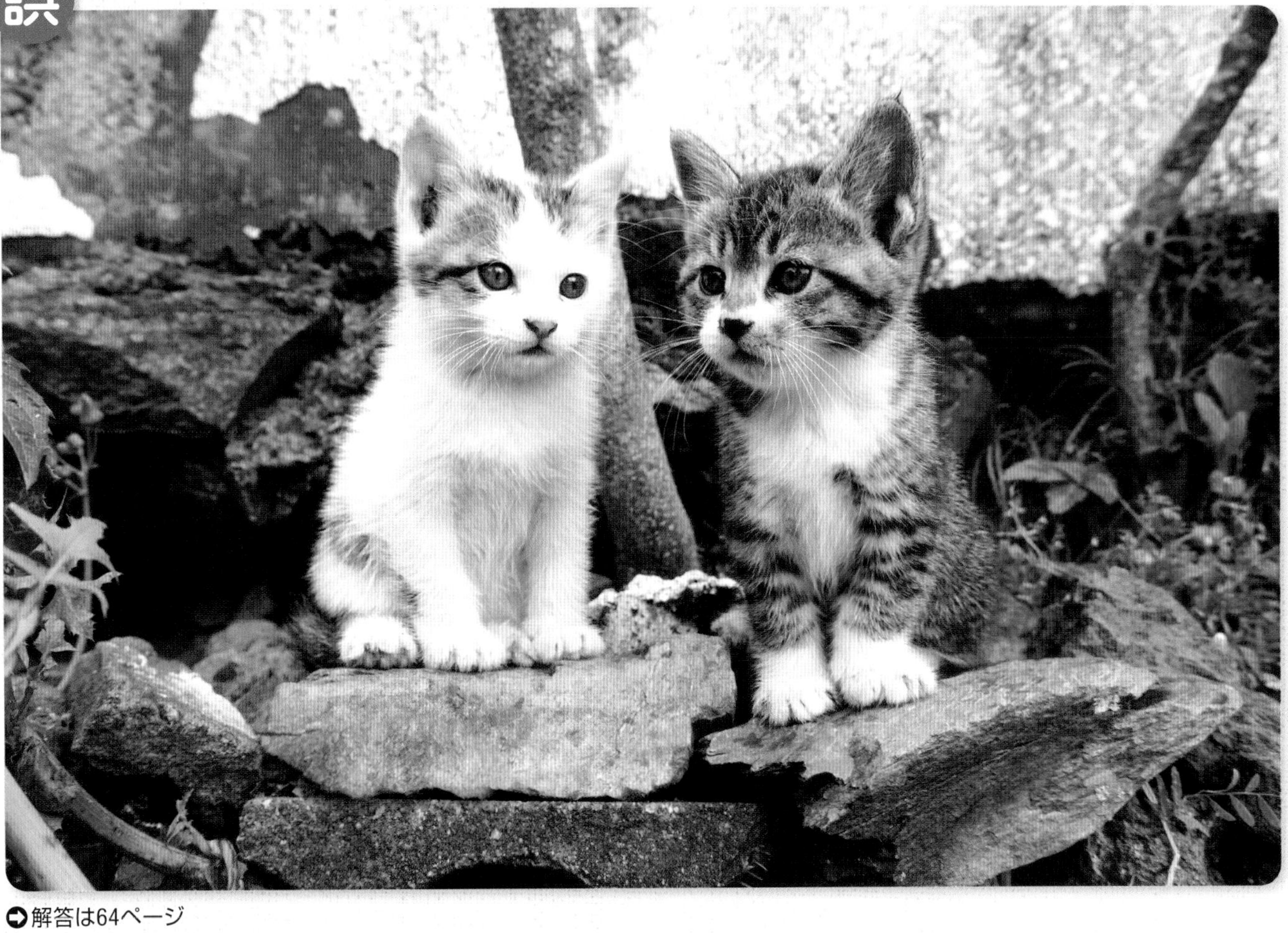

➡解答は64ページ

4 彼ねこ

おかえり。…仕事で疲れた？
よし、ミルク入れてやるから
ここ座ってな

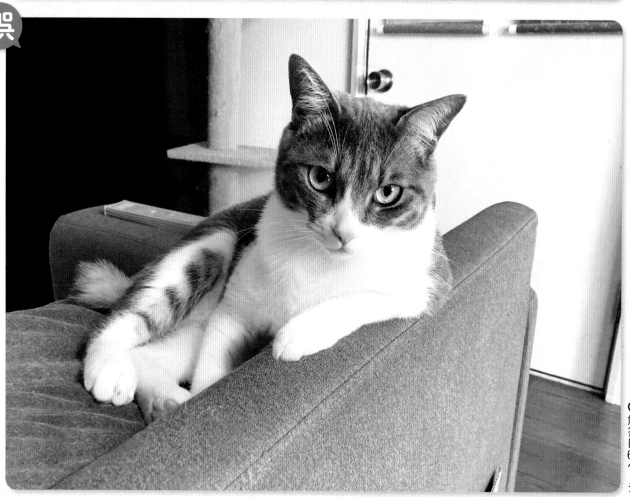

1分で見つけた数	個
全部見つけるまでの時間	分　秒

正

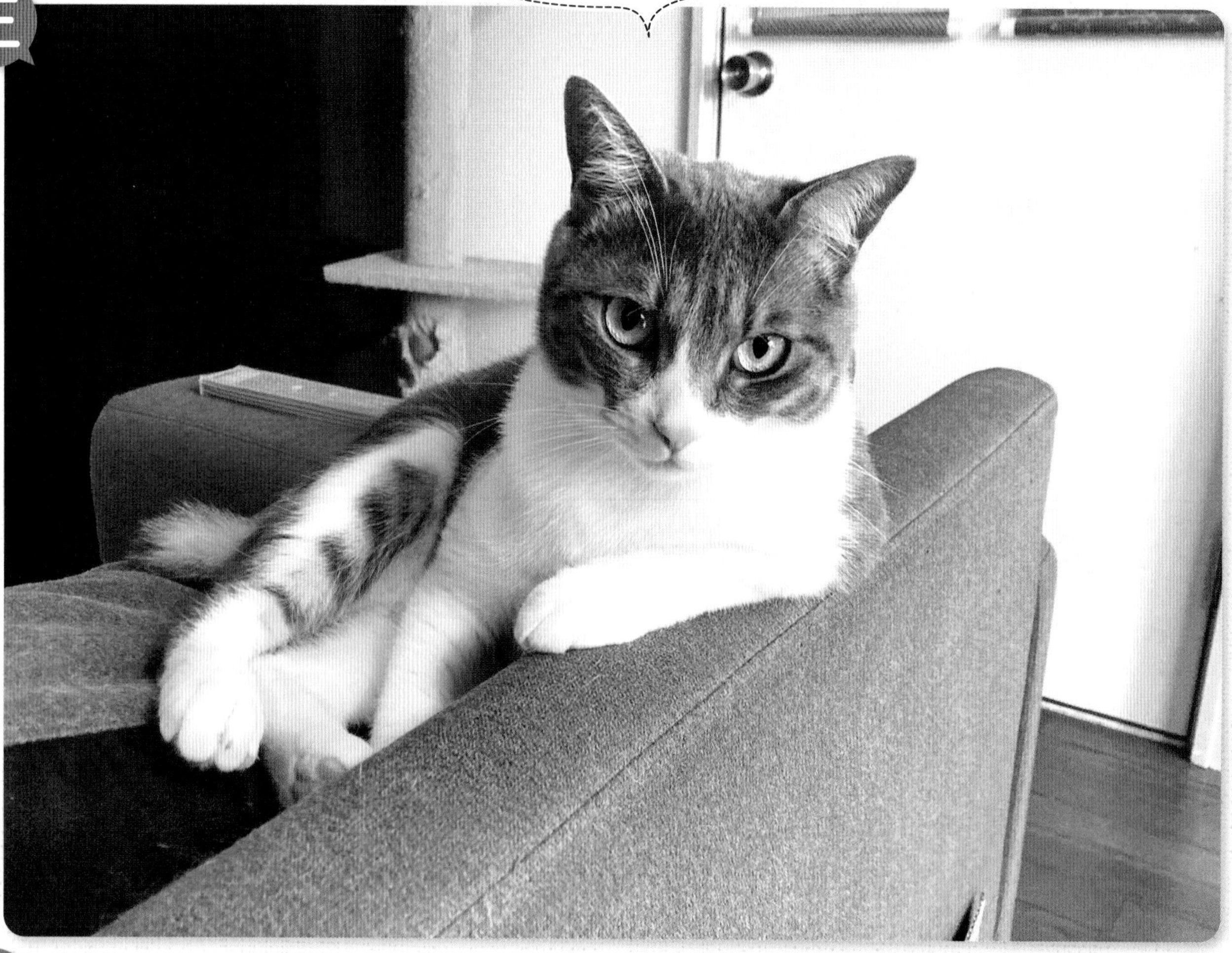

誤

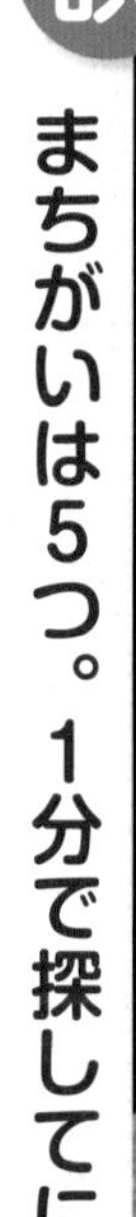

➡解答は64ページ

5 釣りにゃんこ

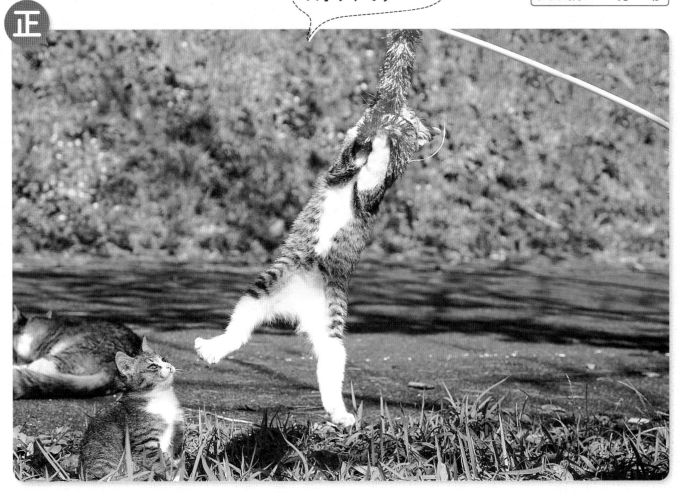

ここは元気なねこが
よく釣れる
スポットです

1分で見つけた数	個
全部見つけるまでの時間	分　秒

正

誤 まちがいは５つ。１分で探してにゃ。

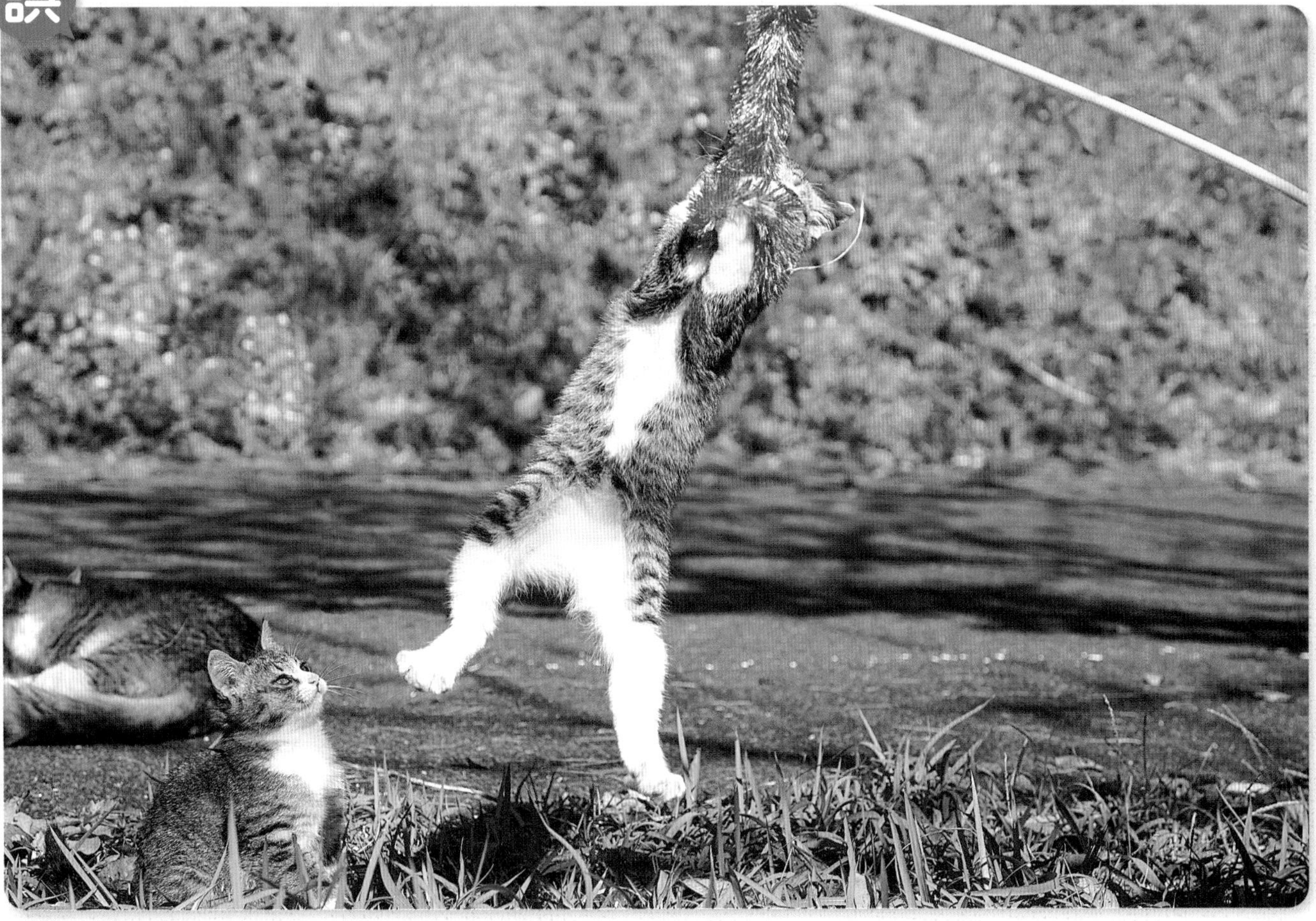

➡解答は64ページ

6 職人ねこ

ジーンズのダメージ
加工ですね。
お任せください〜

1分で見つけた数	個
全部見つけるまでの時間	分　秒

正

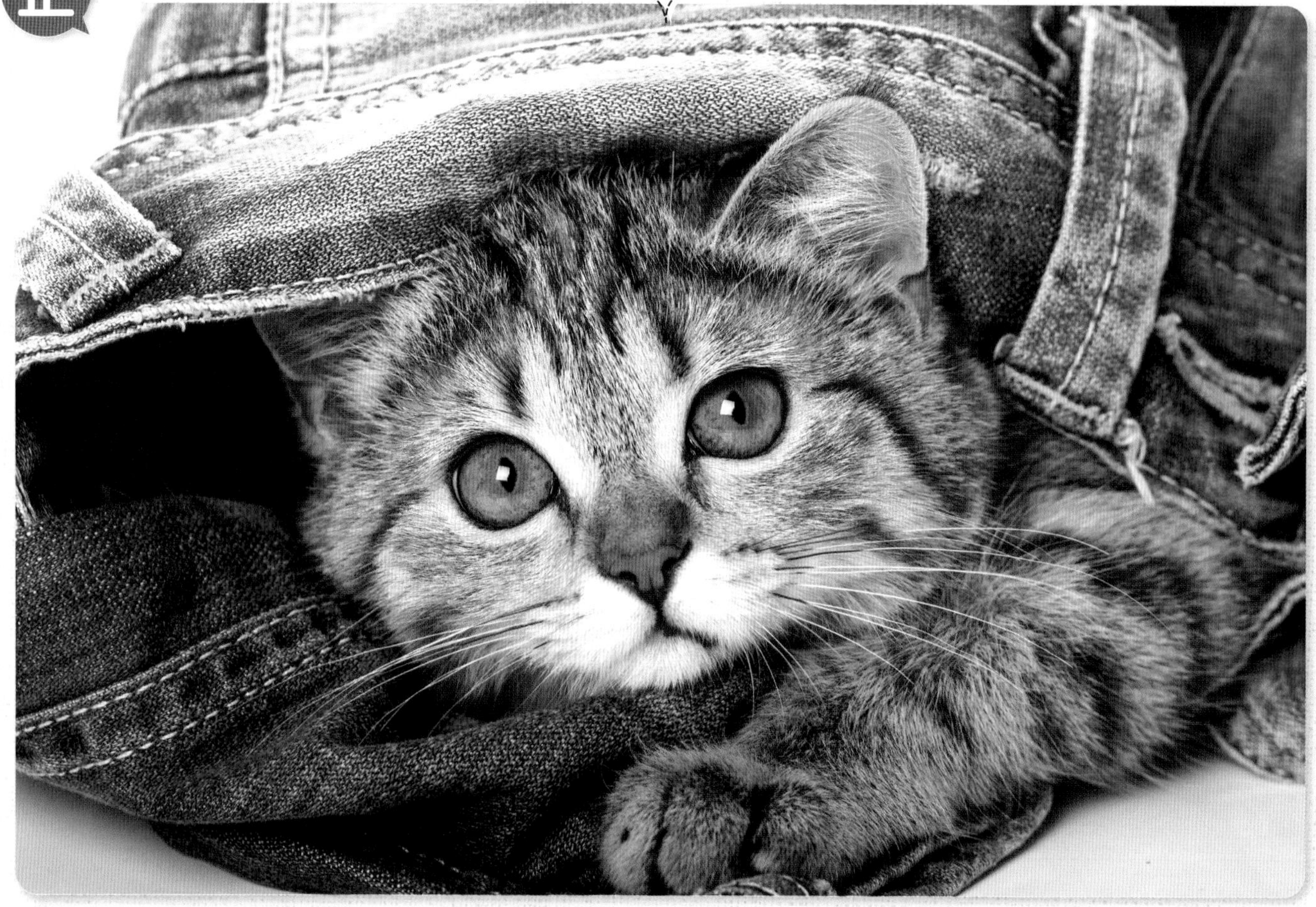

誤 まちがいは５つ。１分で探してにゃ。

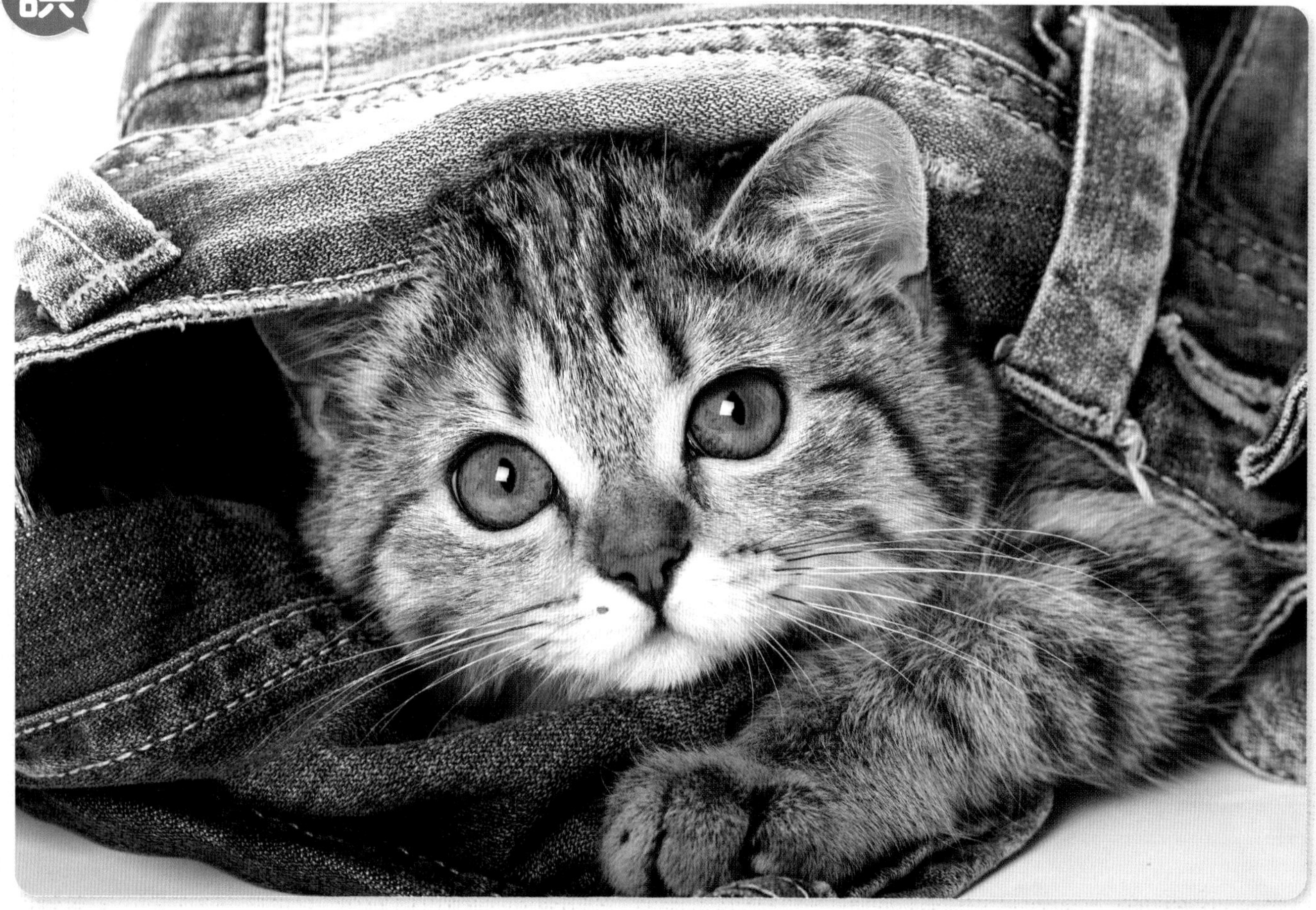

➡解答は64ページ

7 気乗りしないねこ

ご主人、すごく
オレのこと見てるけど、
今は昼寝したいん
だよなぁ

1分で見つけた数	個
全部見つけるまでの時間	分　秒

正

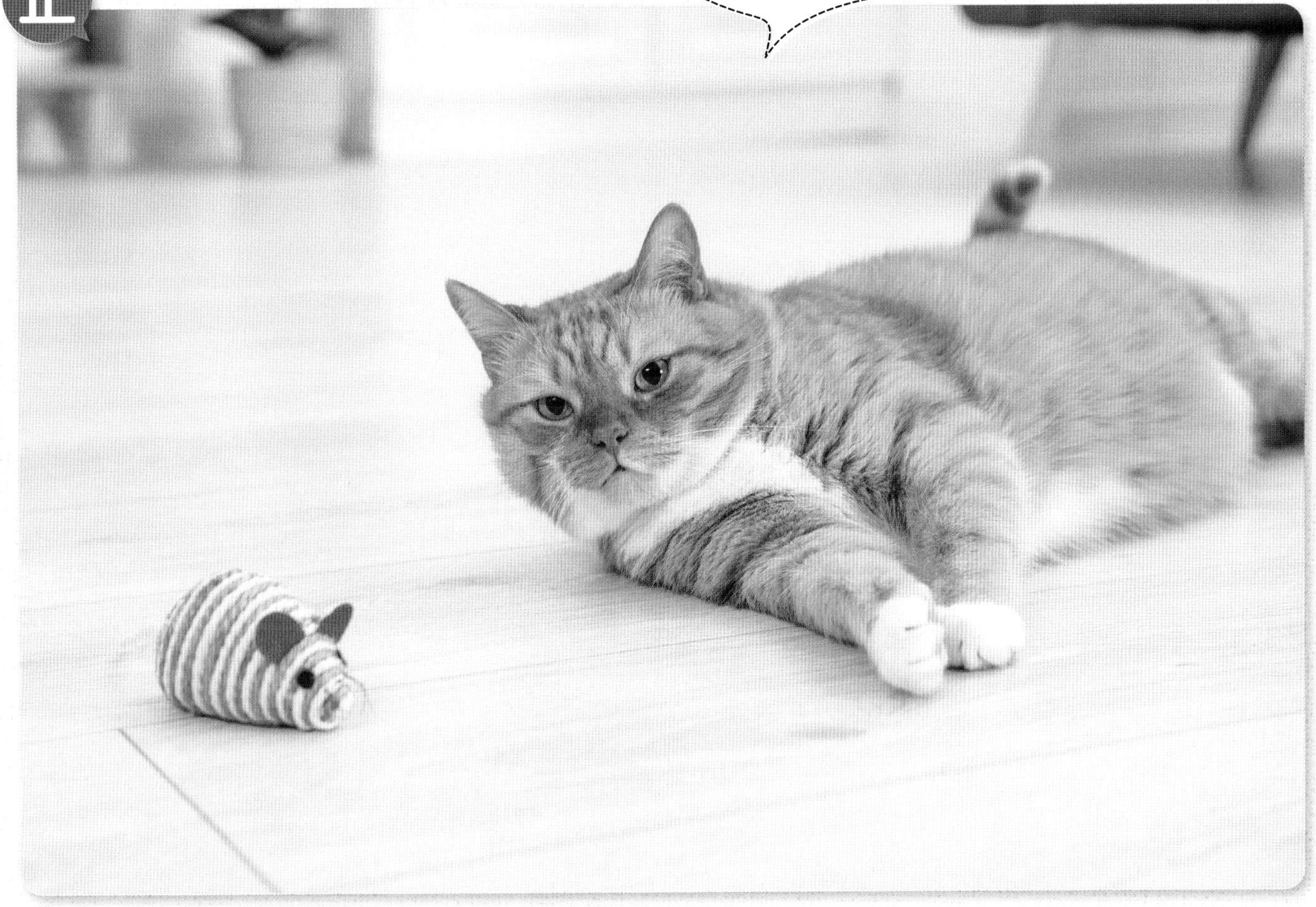

誤 まちがいは5つ。1分で探してにゃ。

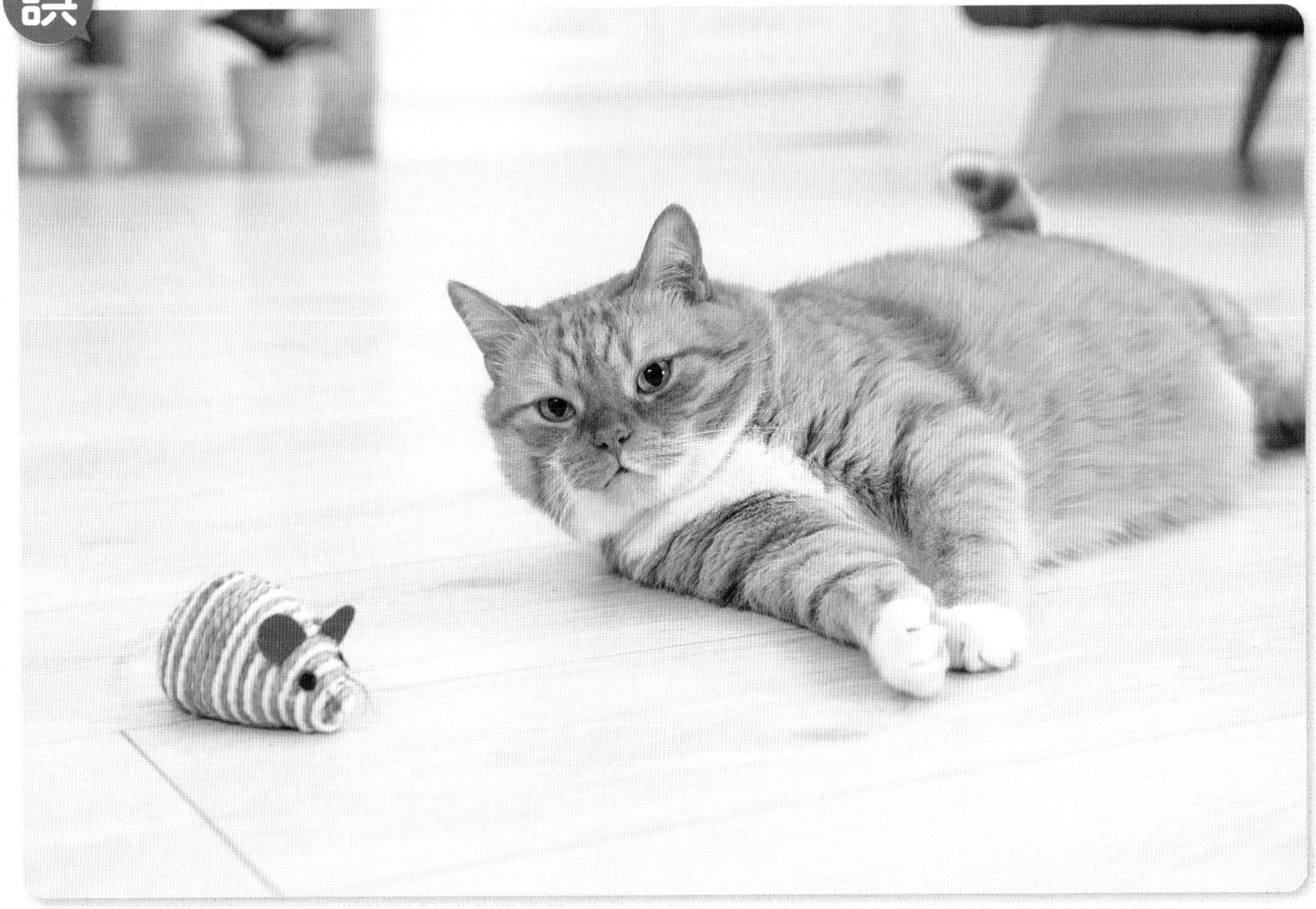

➡解答は64ページ

8 寝れにゃいねこ

ねこ美ちゃんは
すぐ寝つけて
いいな…

1分で見つけた数	個
全部見つけるまでの時間	分　秒

正

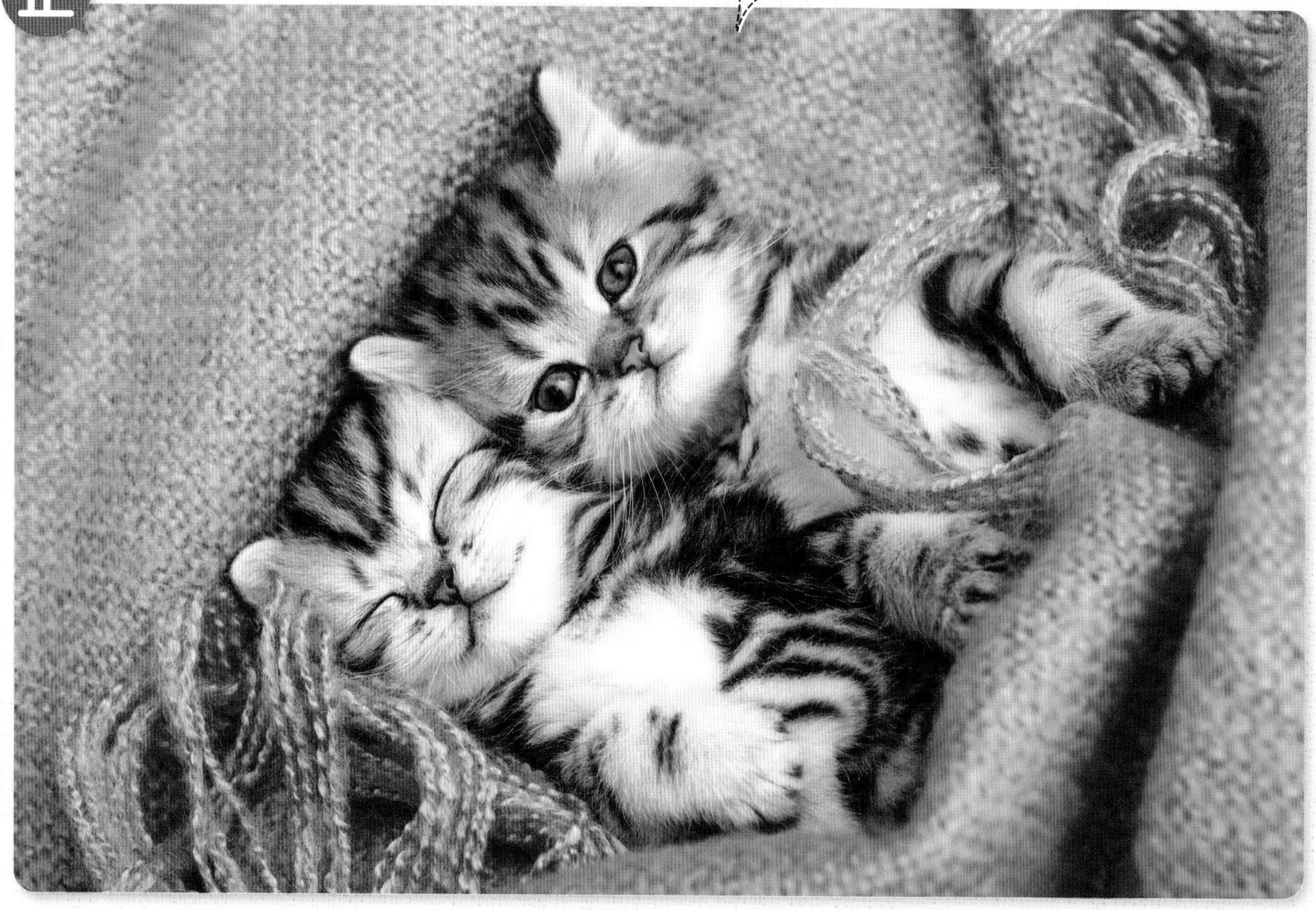

誤 まちがいは5つ。1分で探してにゃ。

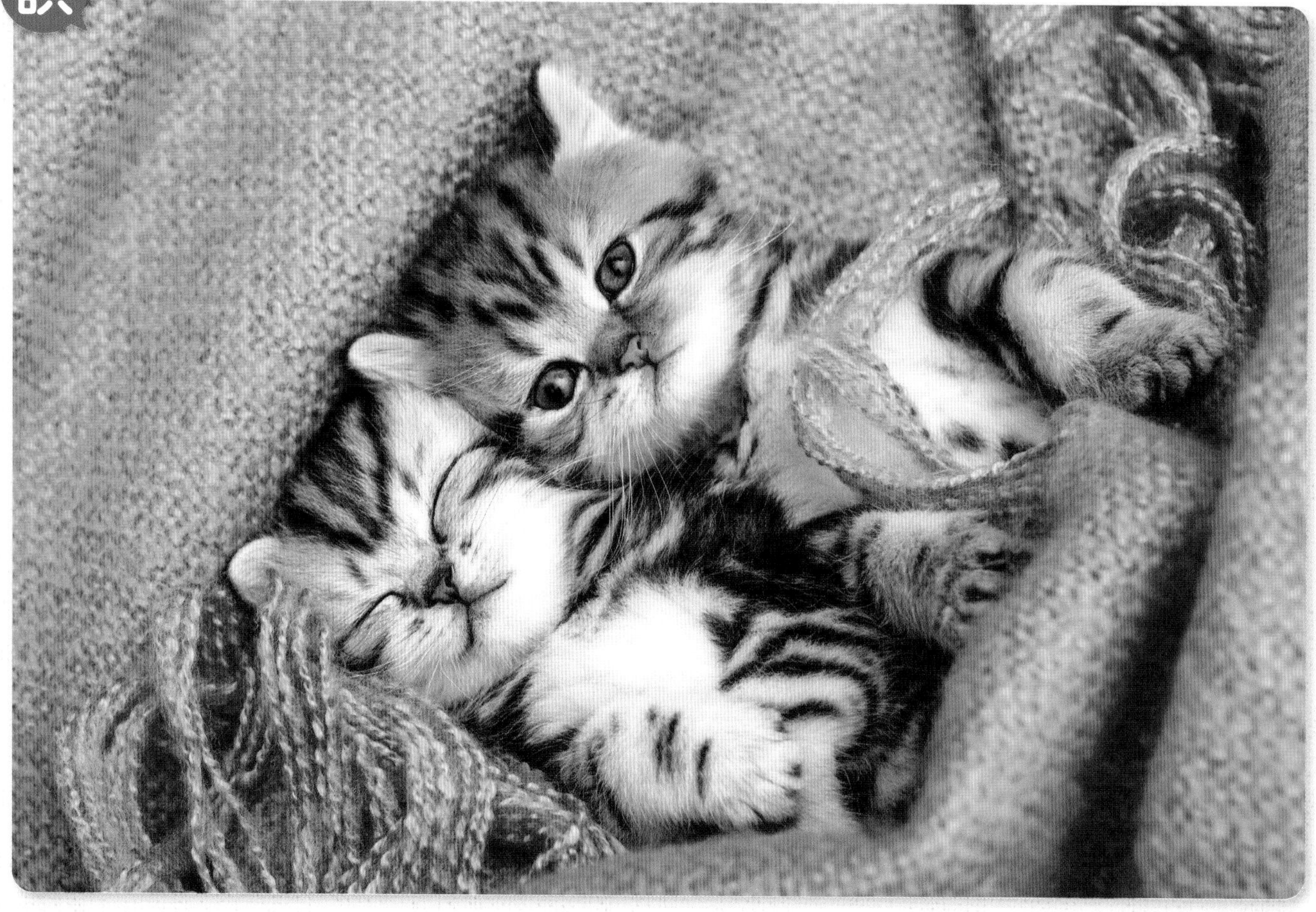

➡解答は65ページ

9 まーにゃん

いや、待てよ。ここは…
ポン？チー？…ニャーだっ！

1分で見つけた数	個
全部見つけるまでの時間	分　秒

正

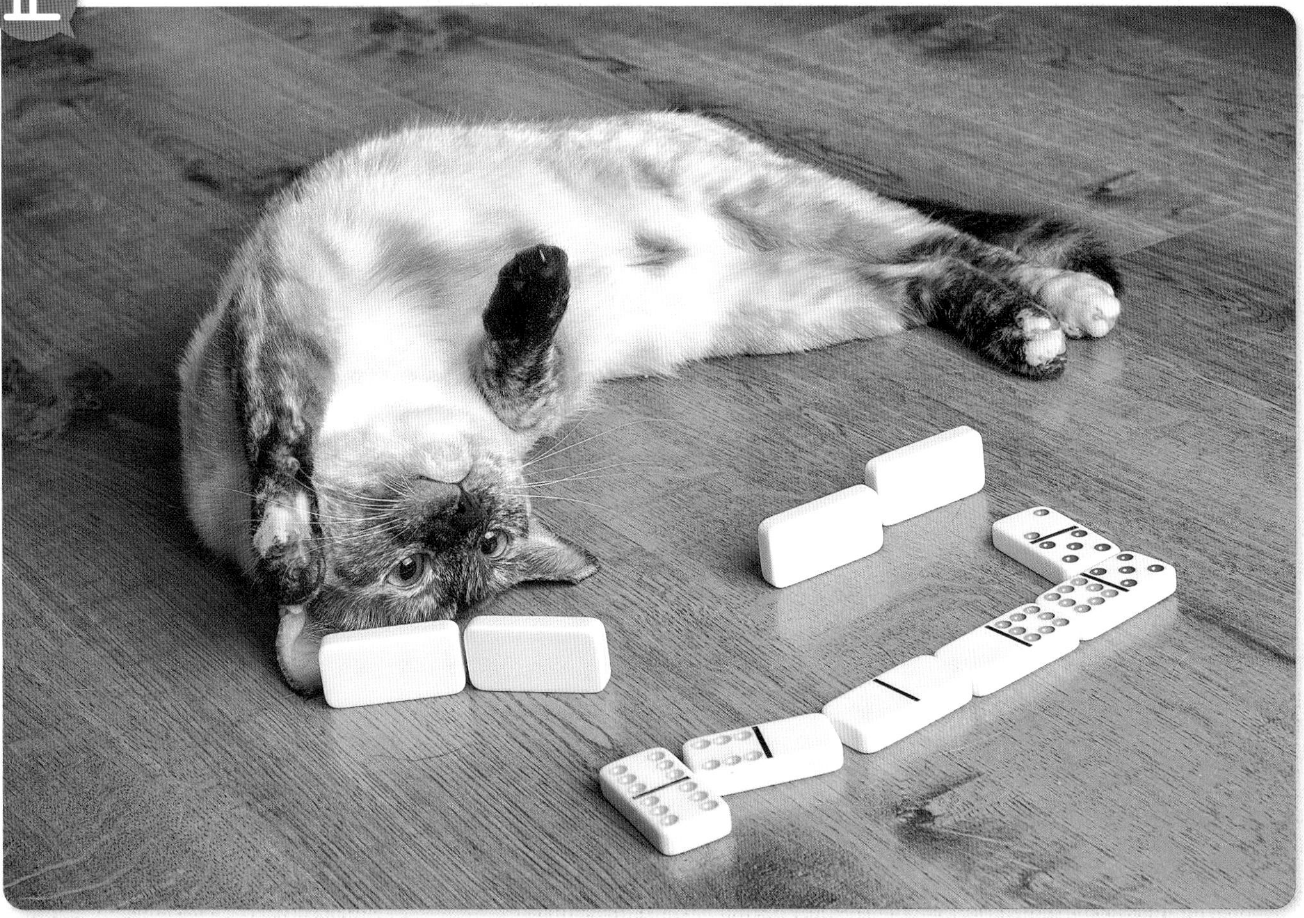

誤

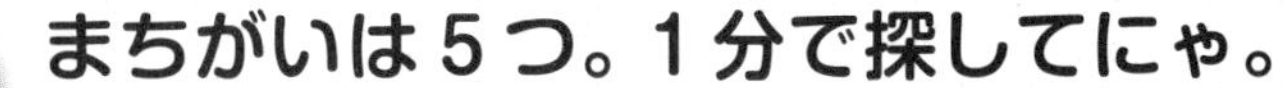

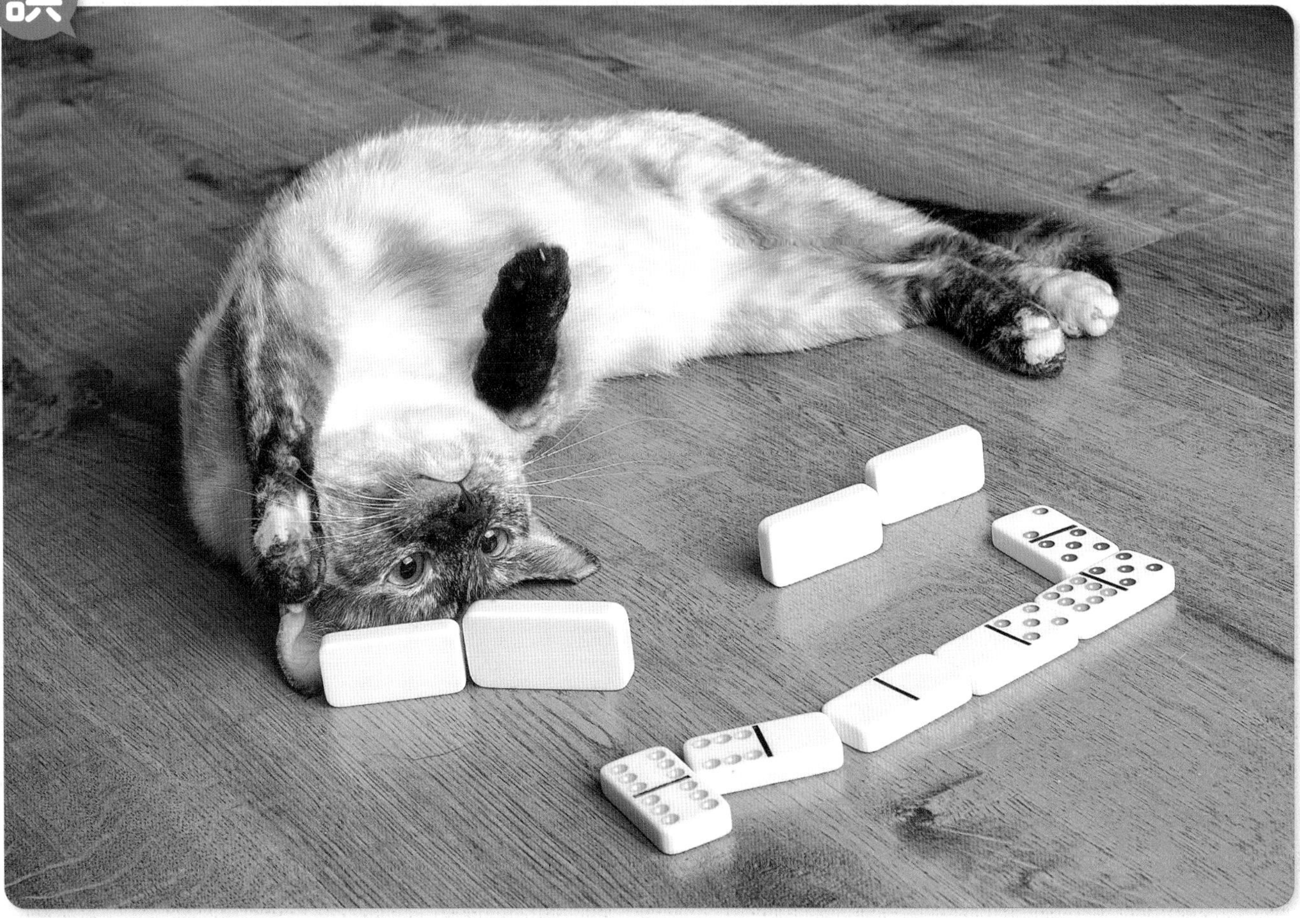

➡解答は65ページ

10 雪国ねこ

わーい！
かまくらできまちた♡

1分で見つけた数	個
全部見つけるまでの時間	分　秒

正

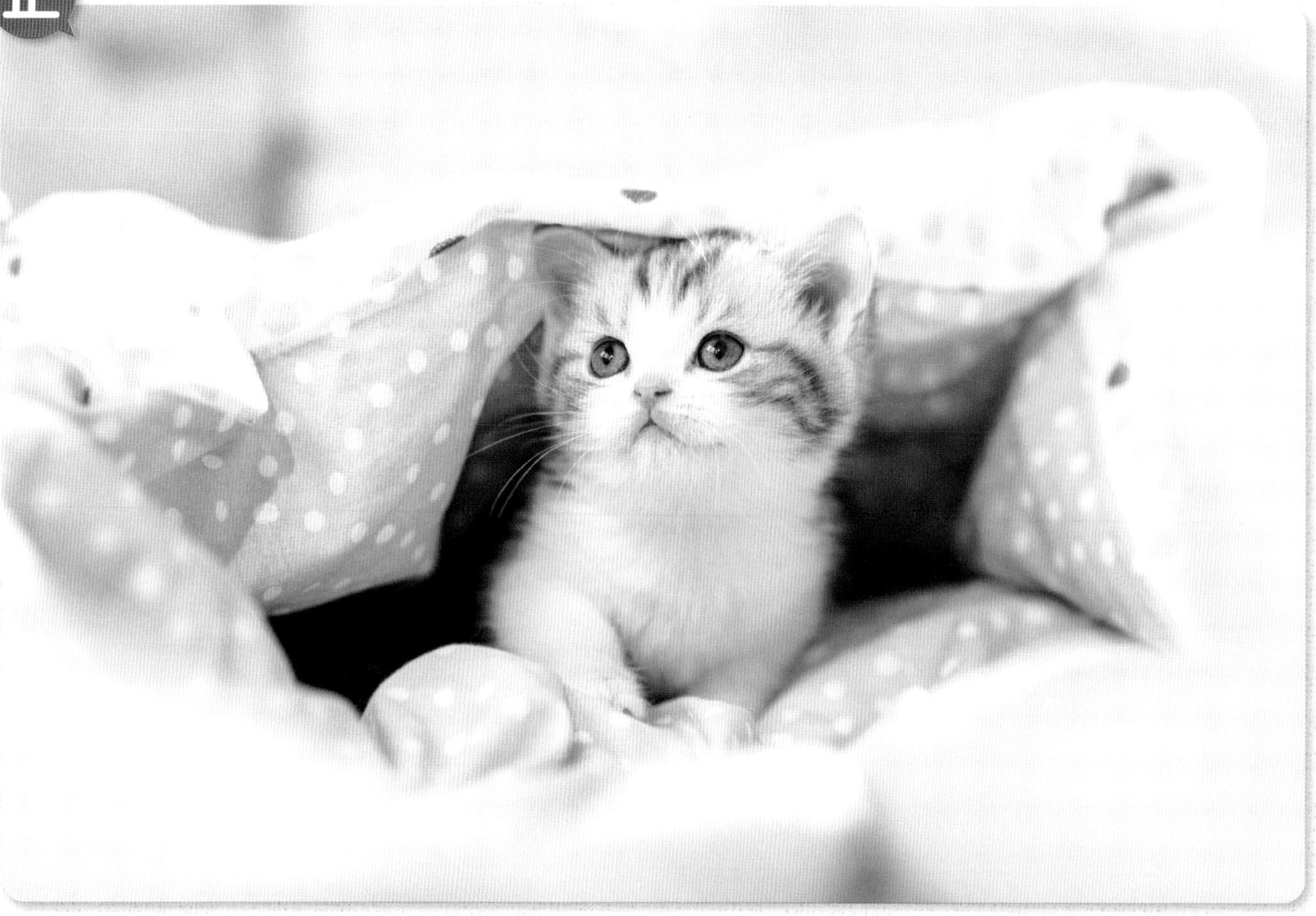

誤　まちがいは5つ。1分で探してにゃ。

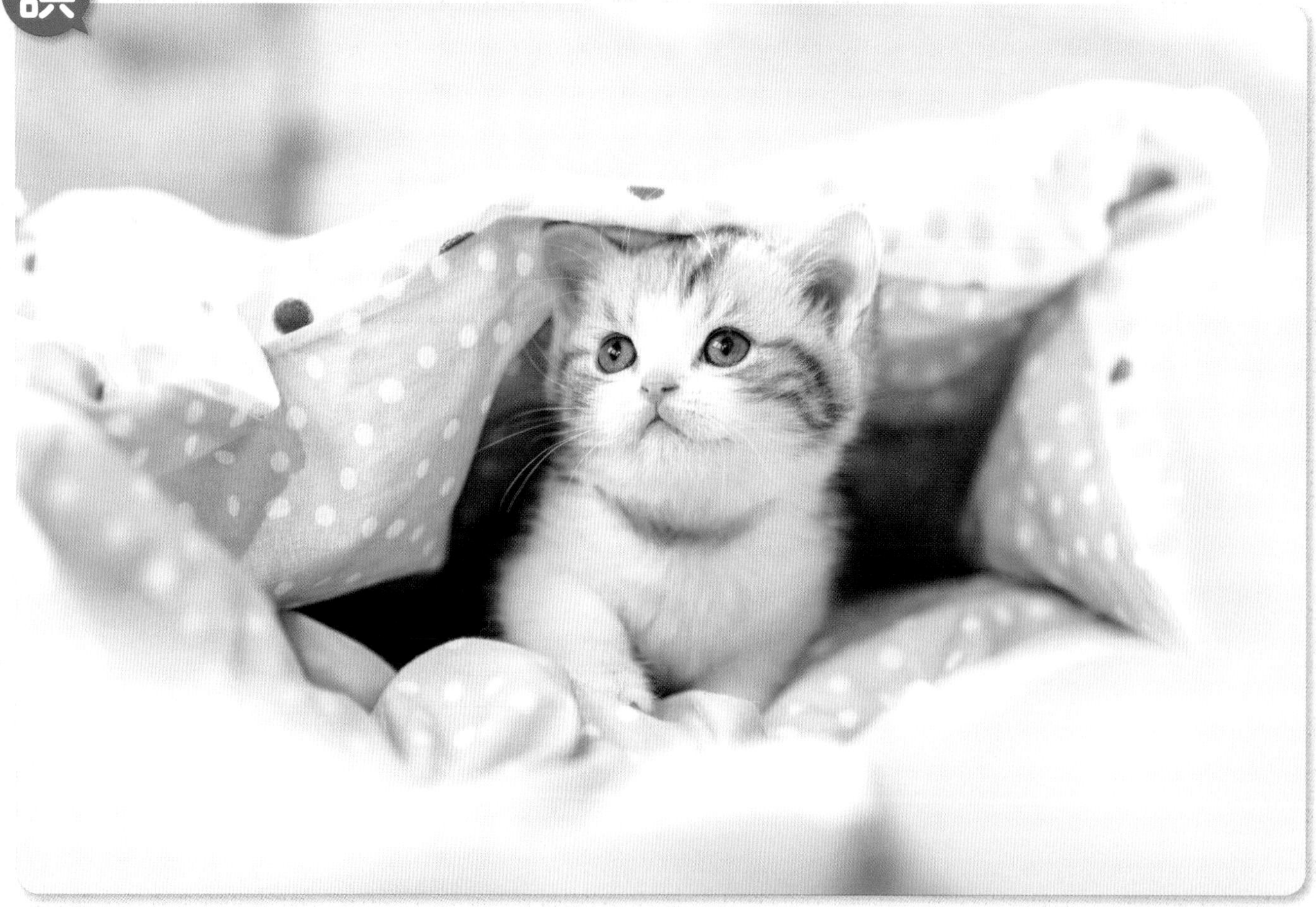

➡解答は65ページ

11 はてなねこ

ねぇねぇ。
ボクの上にいる子
だれ？

1分で見つけた数	個
全部見つけるまでの時間	分　秒

正

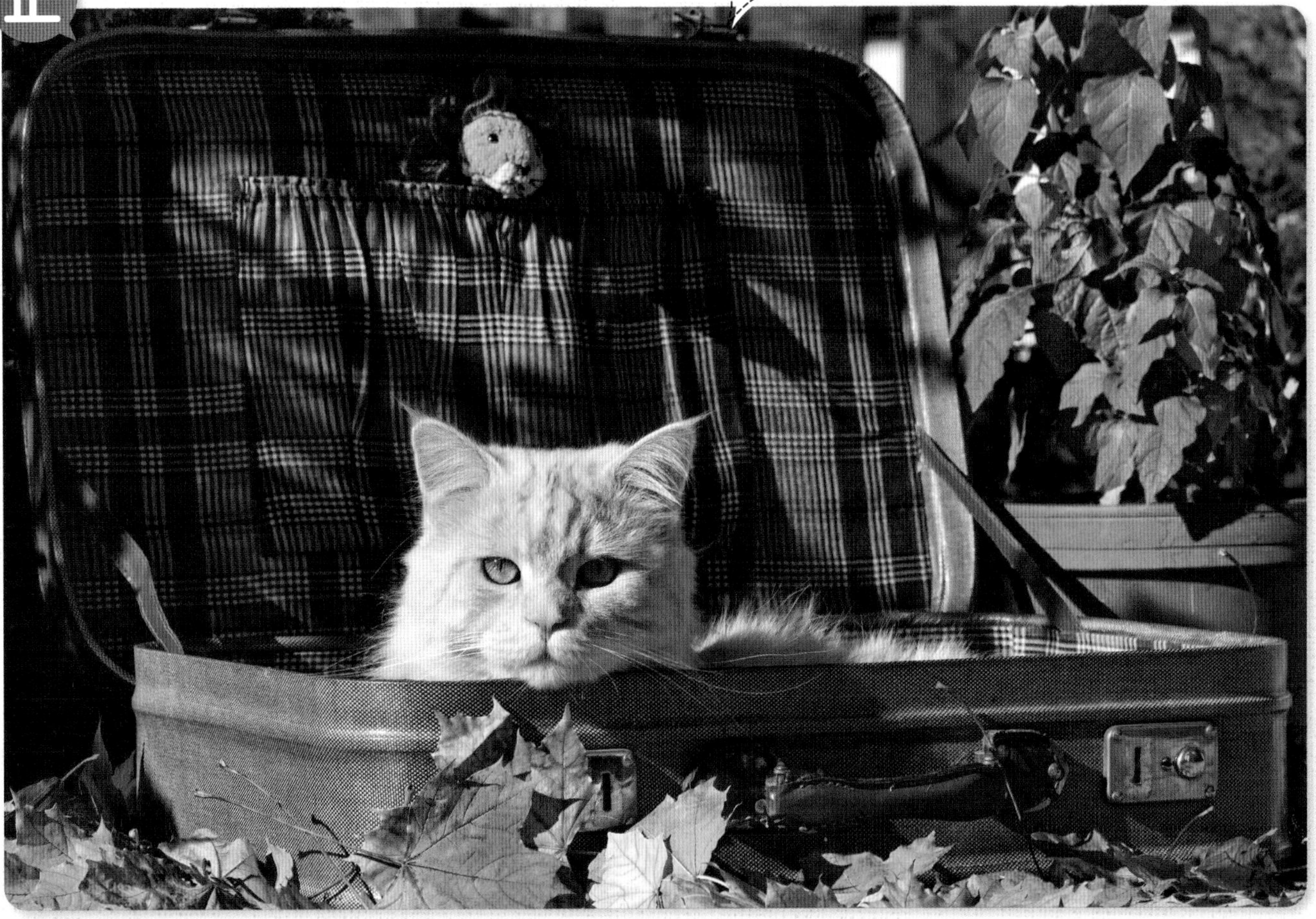

誤 まちがいは５つ。１分で探してにゃ。

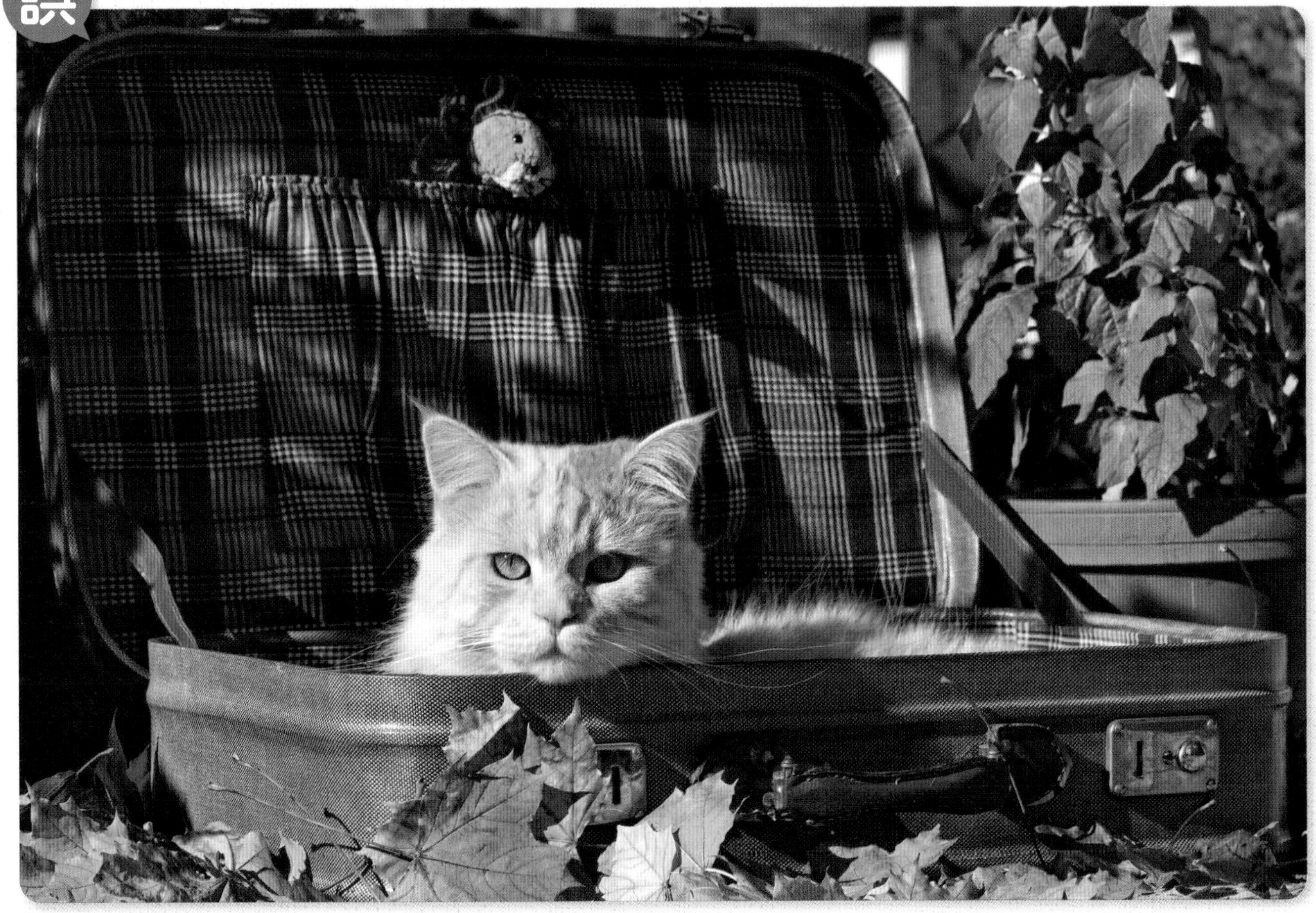

➡解答は65ページ

12

サッカーねこ

正

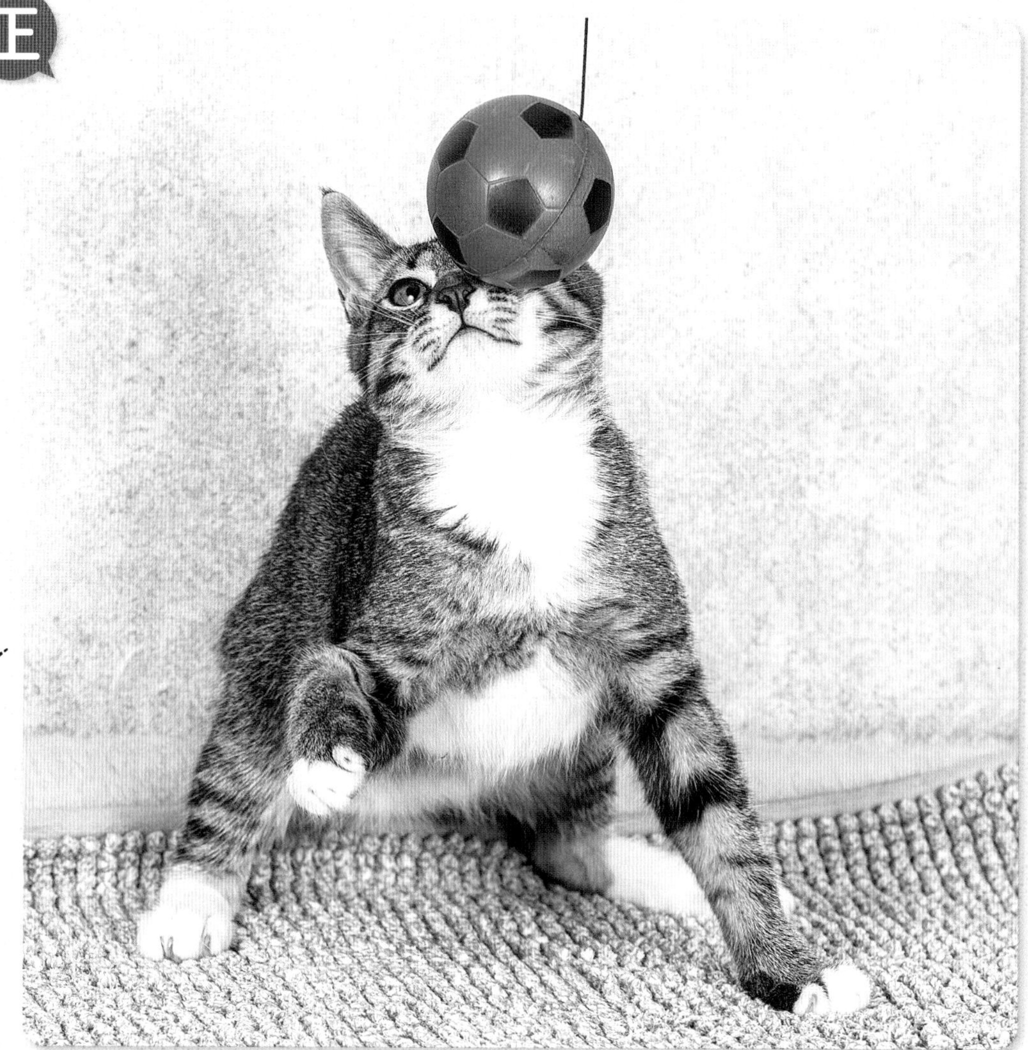

ねこの額で
ヘディングは
ムリにゃ

誤

まちがいは5つ。1分で探してにゃ。

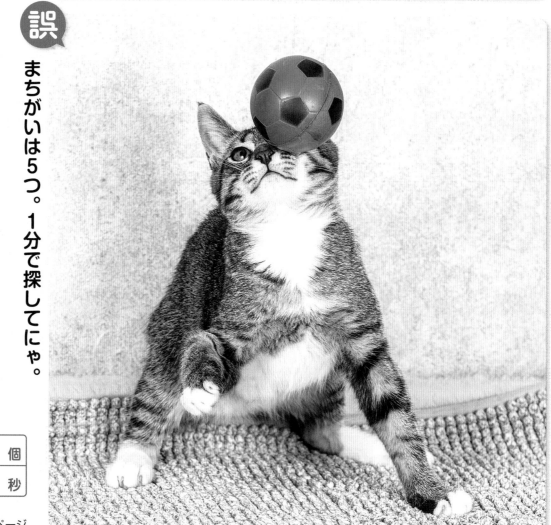

1分で見つけた数	個
全部見つけるまでの時間	分　秒

➡解答は65ページ

13 うさぎの威を借るねこ

わたしを怒らせたら
うさ兄が黙ってないんだからね

1分で見つけた数	個
全部見つけるまでの時間	分　秒

正

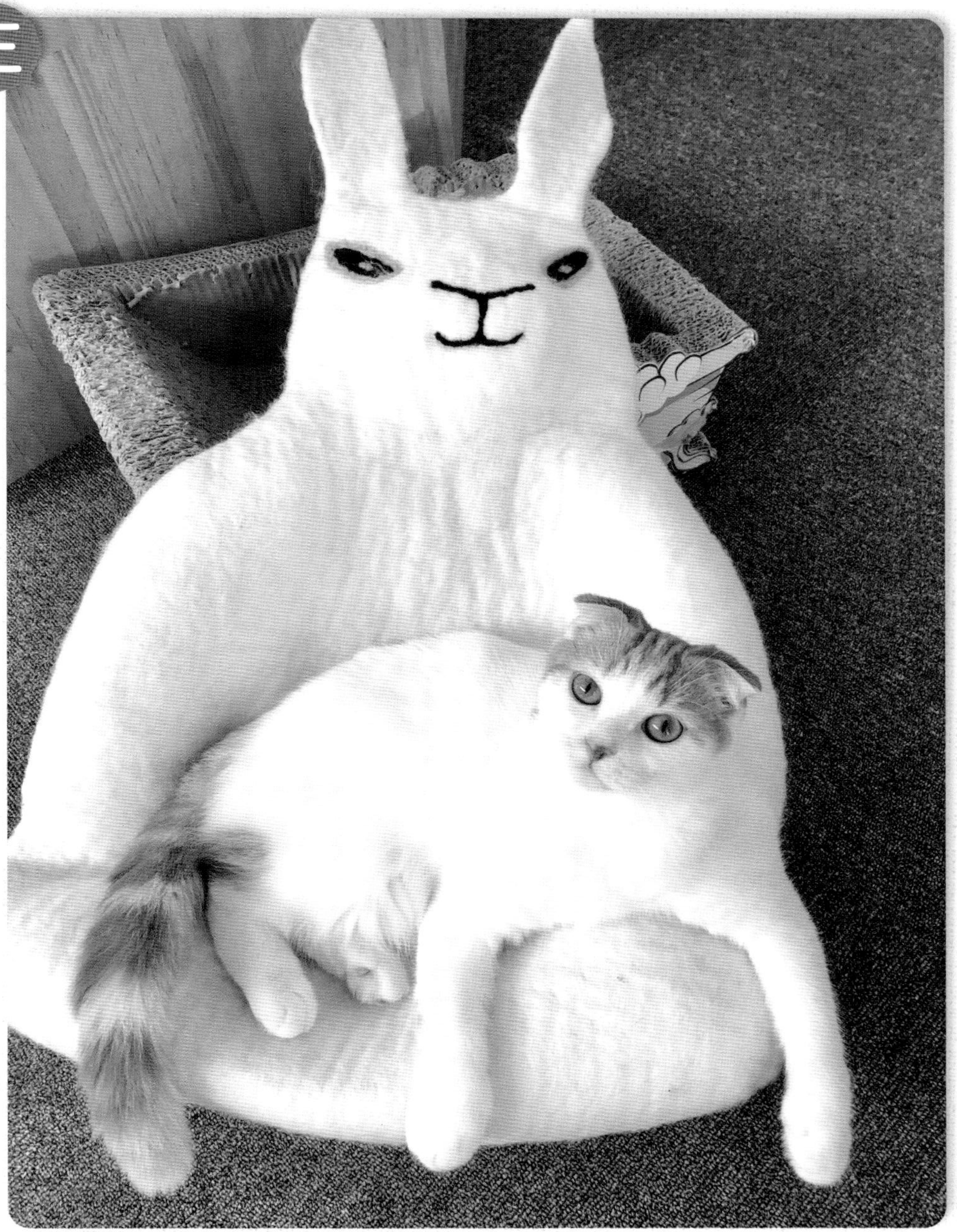

誤

まちがいは5つ。1分で探してにゃ。

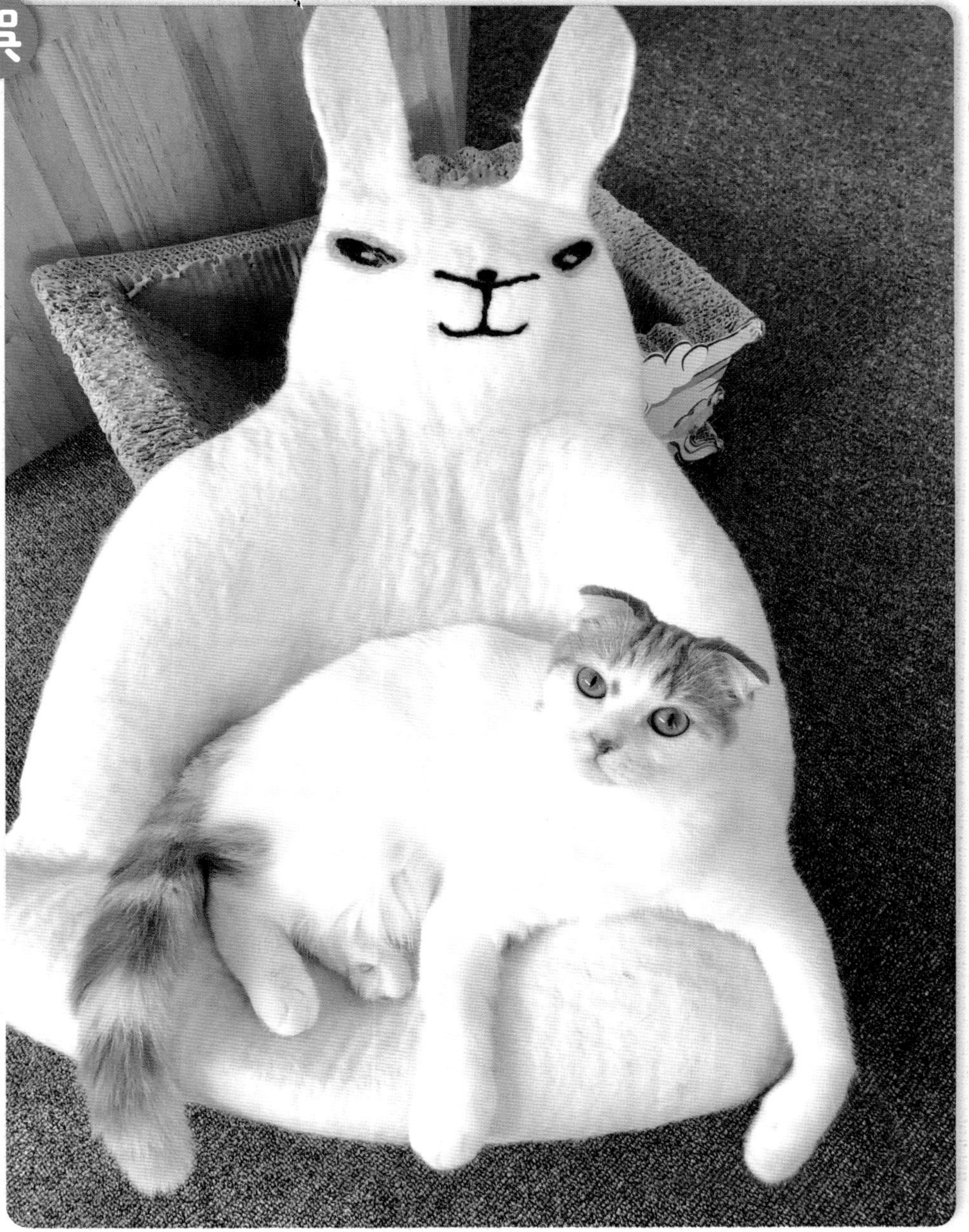

➡解答は65ページ

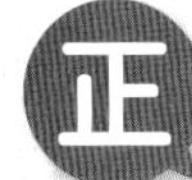

14 後光が差すねこ

さぁ、にんげんたち
わたしを拝みなさい…

1分で見つけた数	個
全部見つけるまでの時間	分　秒

正

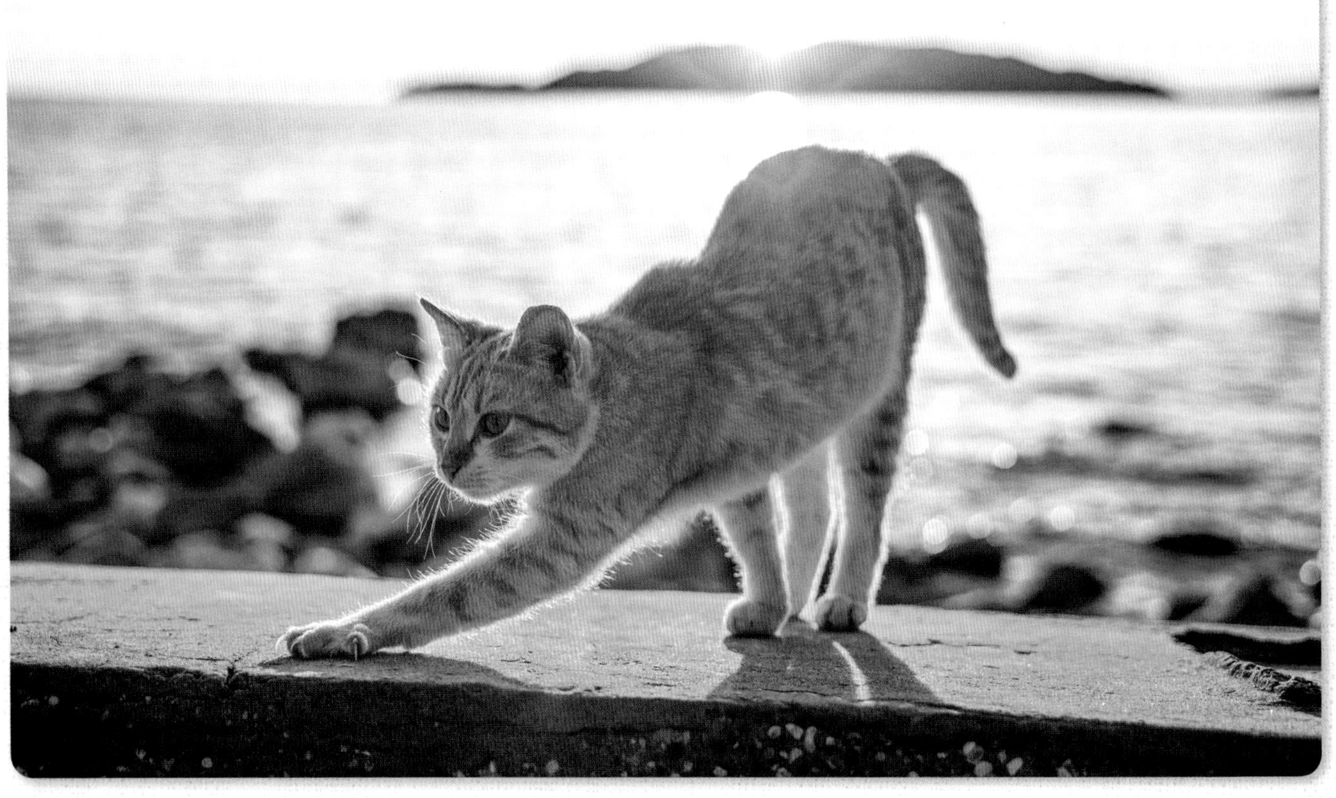

誤

まちがいは5つ。1分で探してにゃ。

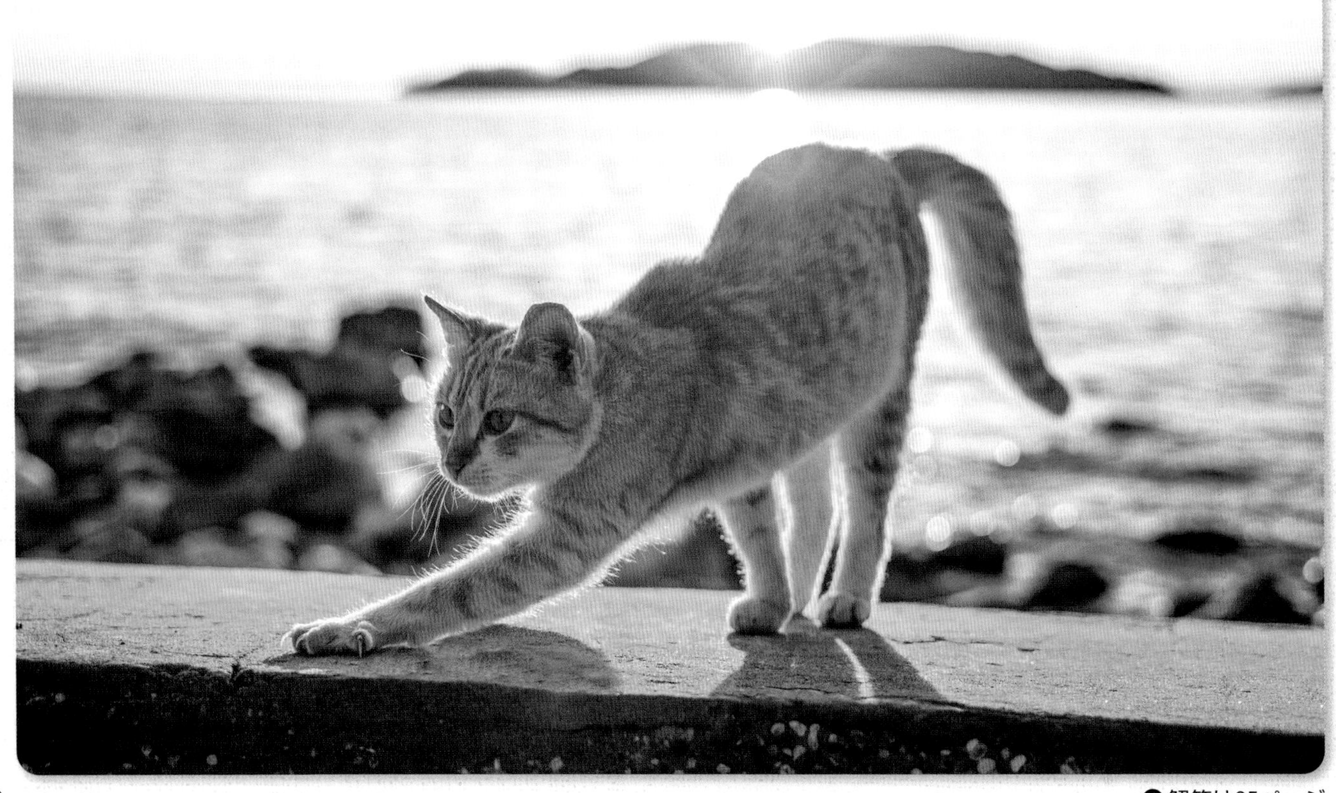

➡解答は65ページ

15 よくばりねこ

この毛布は
ぜったいに
渡さにゃい

1分で見つけた数	個
全部見つけるまでの時間	分　秒

正

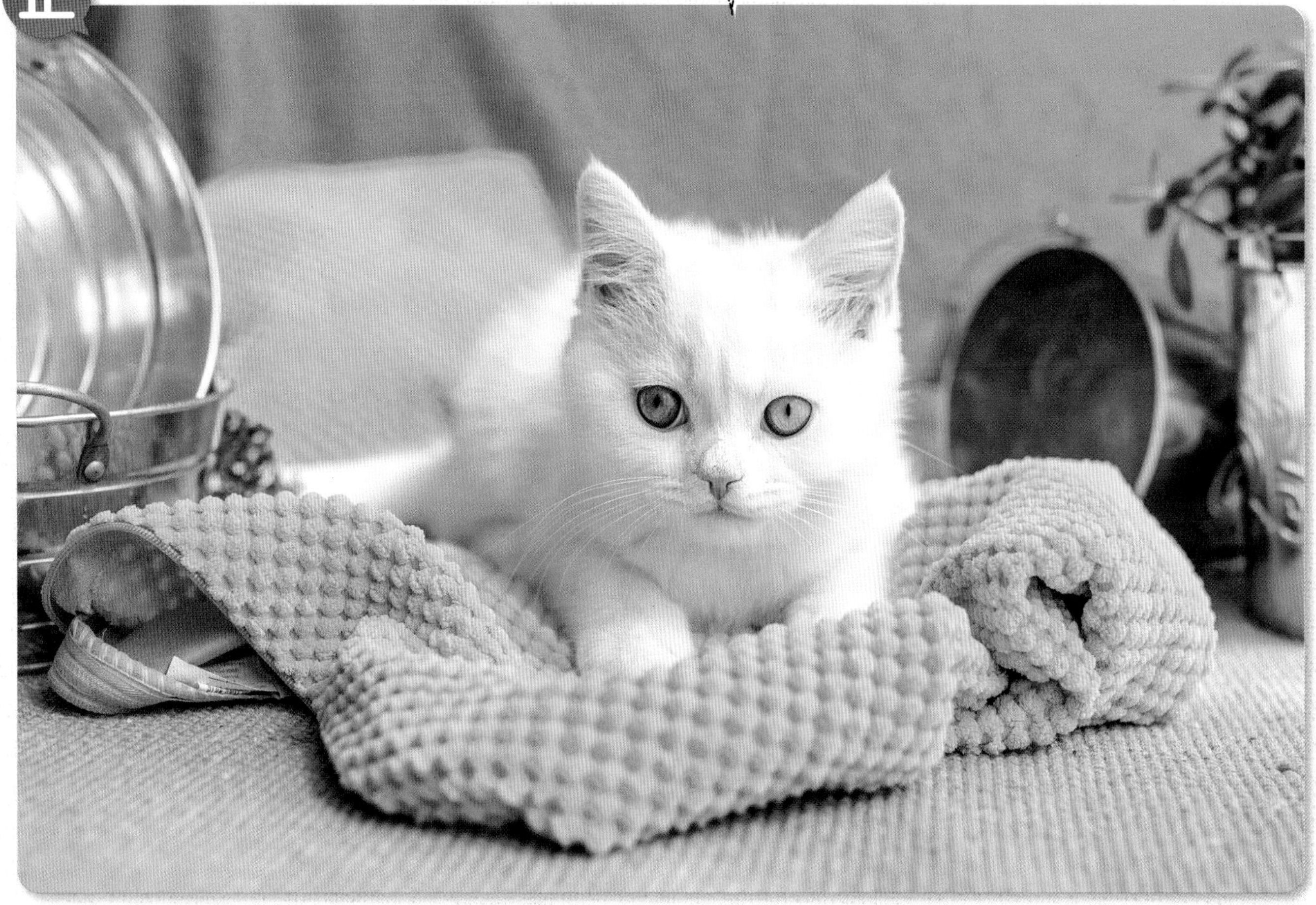

誤 まちがいは5つ。1分で探してにゃ。

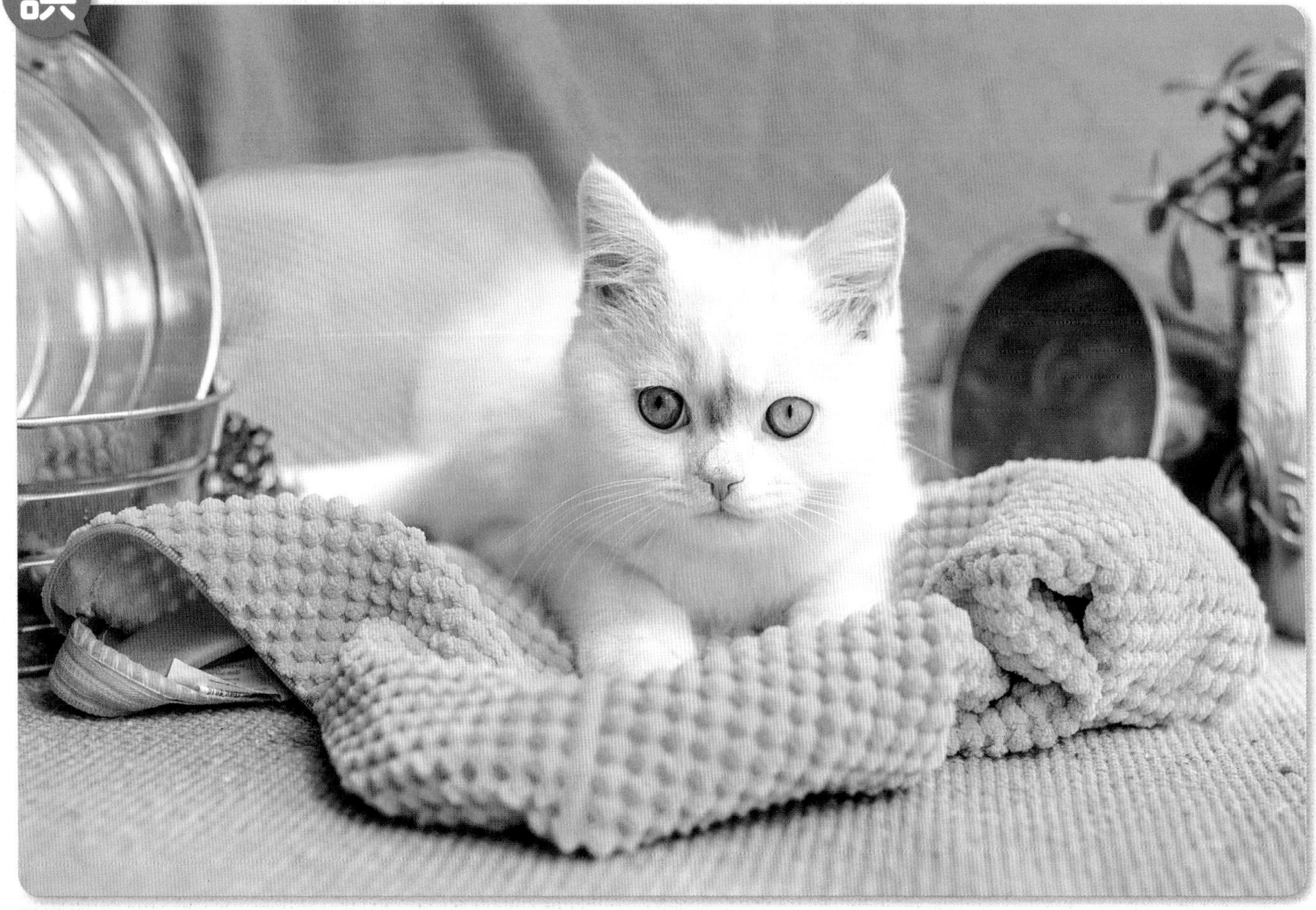

➡解答は65ページ

16 仲よしねこ

うひょー。
お馬さんの鼻息すごすぎて
くっついちゃったぞ

1分で見つけた数	個
全部見つけるまでの時間	分　秒

正

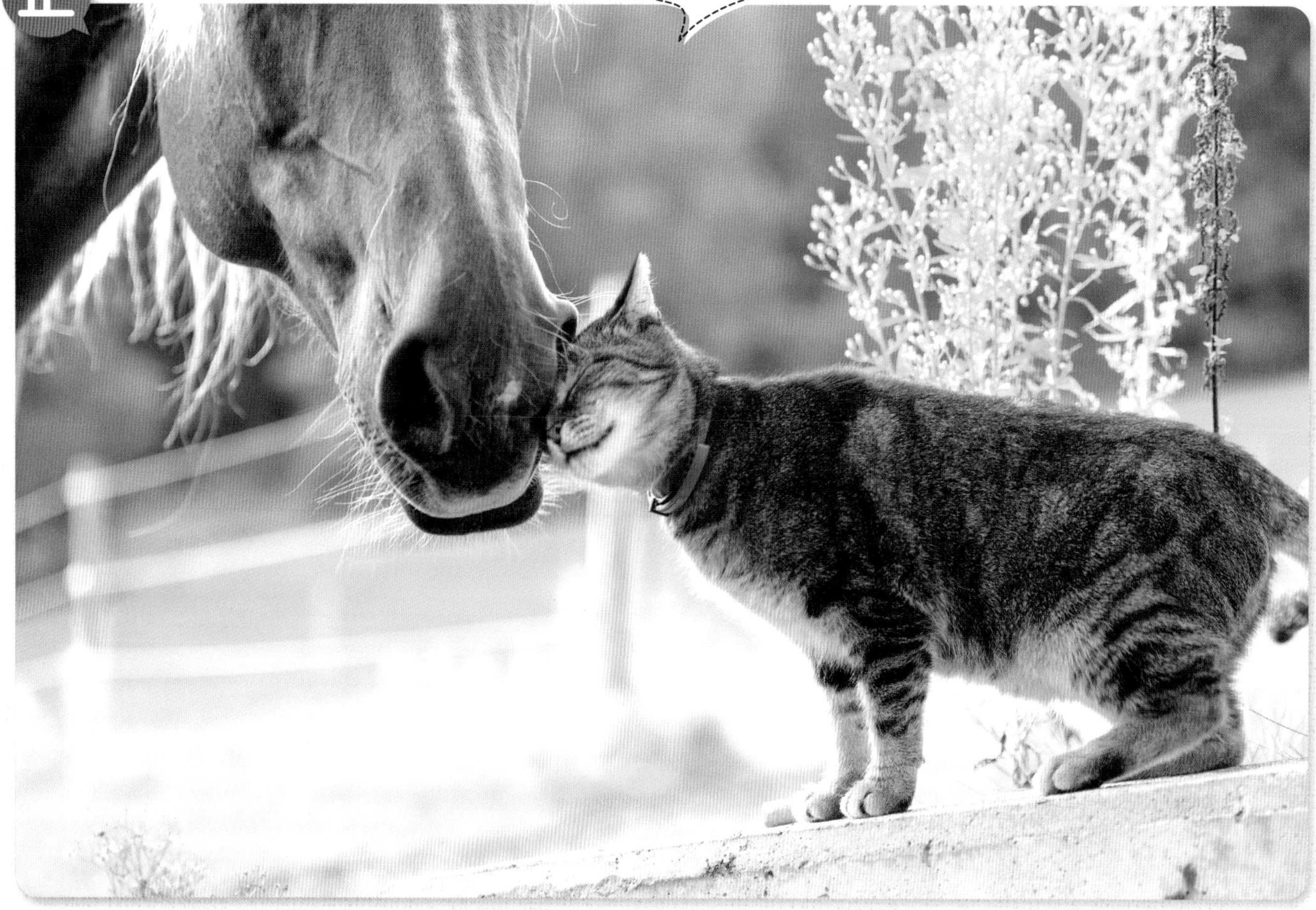

誤　まちがいは5つ。1分で探してにゃ。

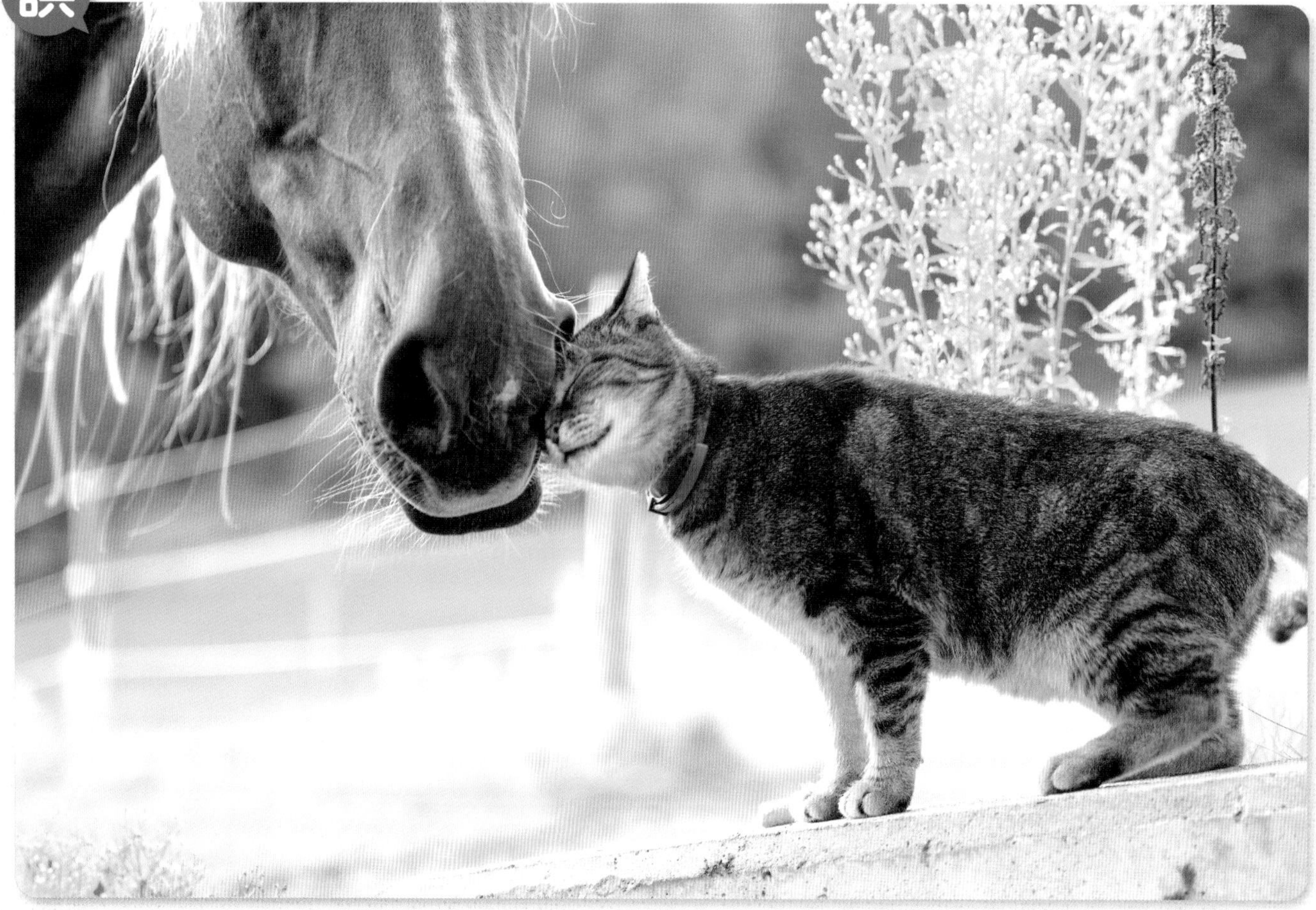

➡解答は66ページ

17 ソワソワねこ

今月の水道代
やばいかもな

正

おい、
水がもれてるぞ

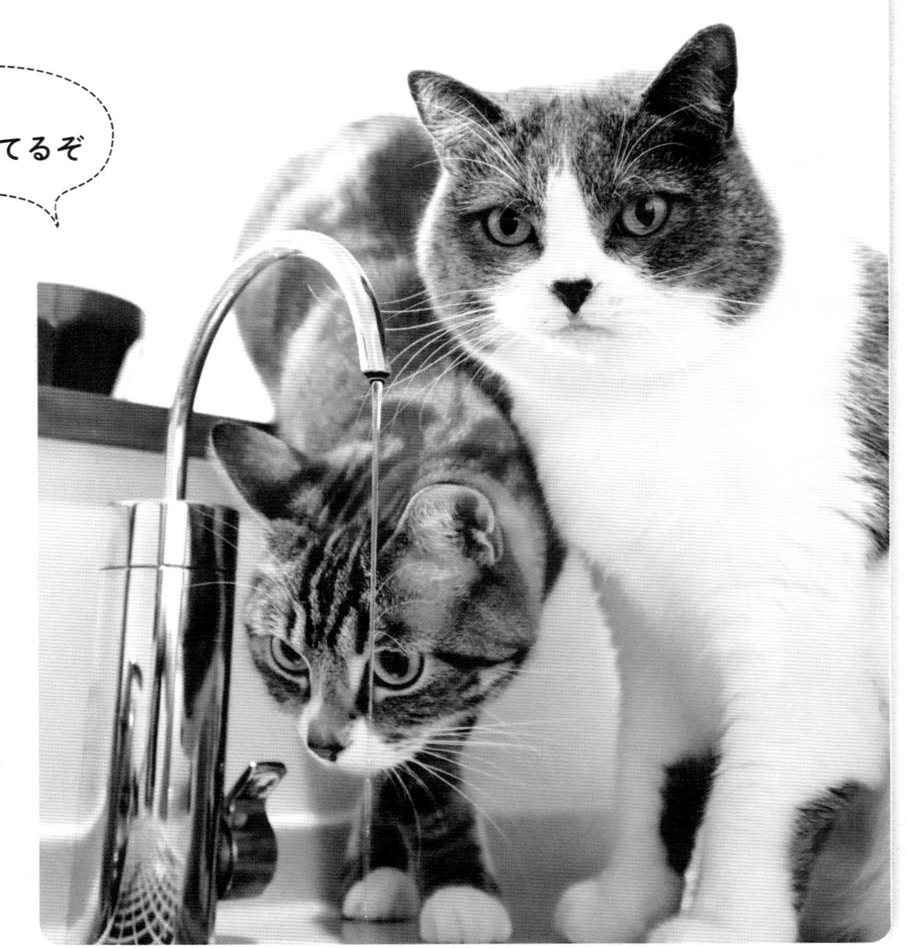

誤

まちがいは5つ。1分で探してにゃ。

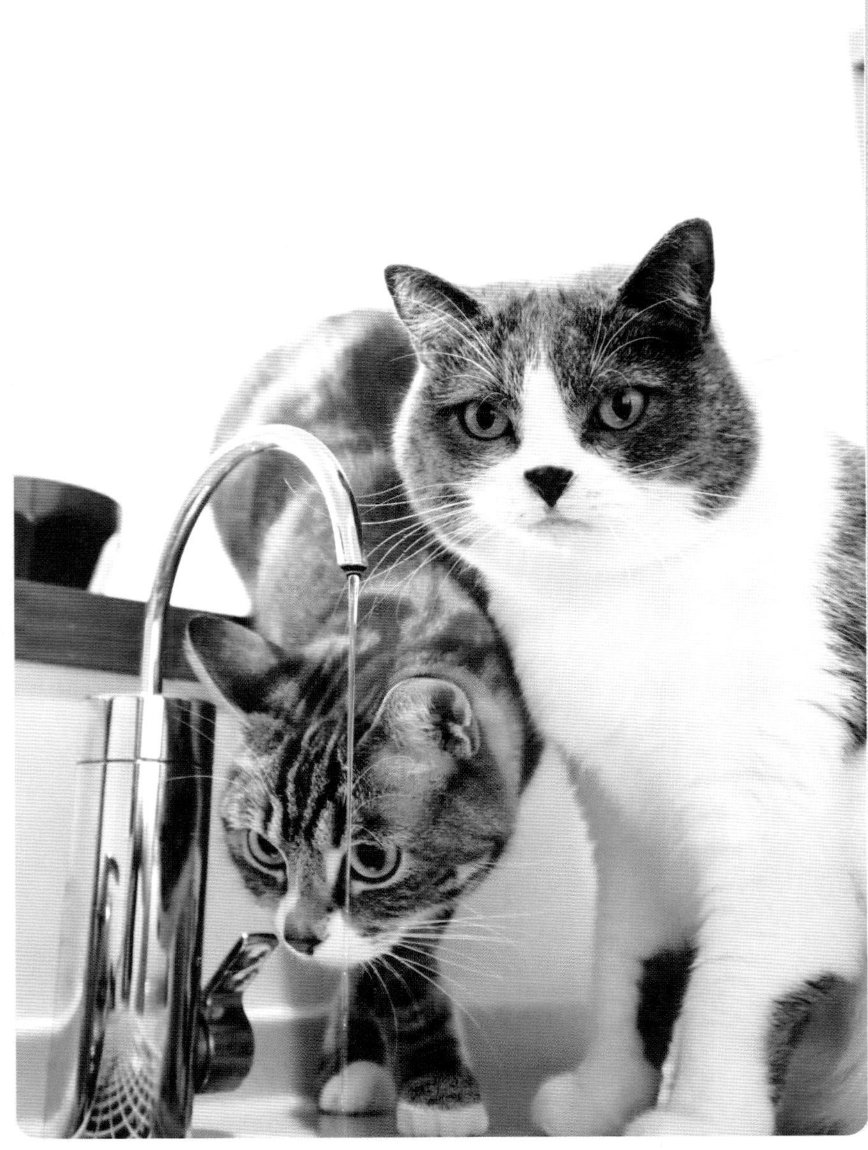

1分で見つけた数	個
全部見つけるまでの時間	分　秒

➡解答は66ページ

18 音響スタッフねこ

1分で見つけた数	個
全部見つけるまでの時間	分　秒

正

マイクの位置は
もう少し下で
お願いしまーす

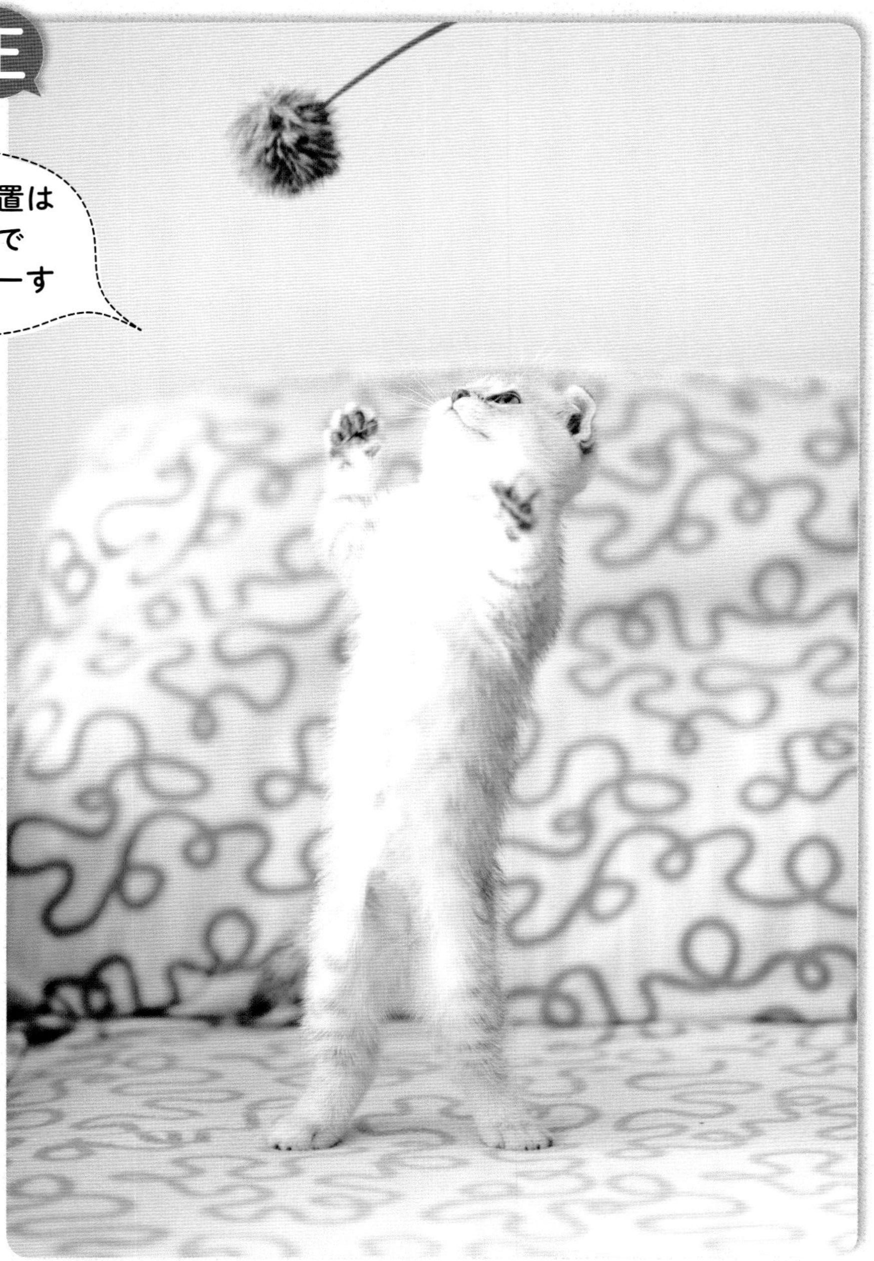

誤

まちがいは5つ。1分で探してにゃ。

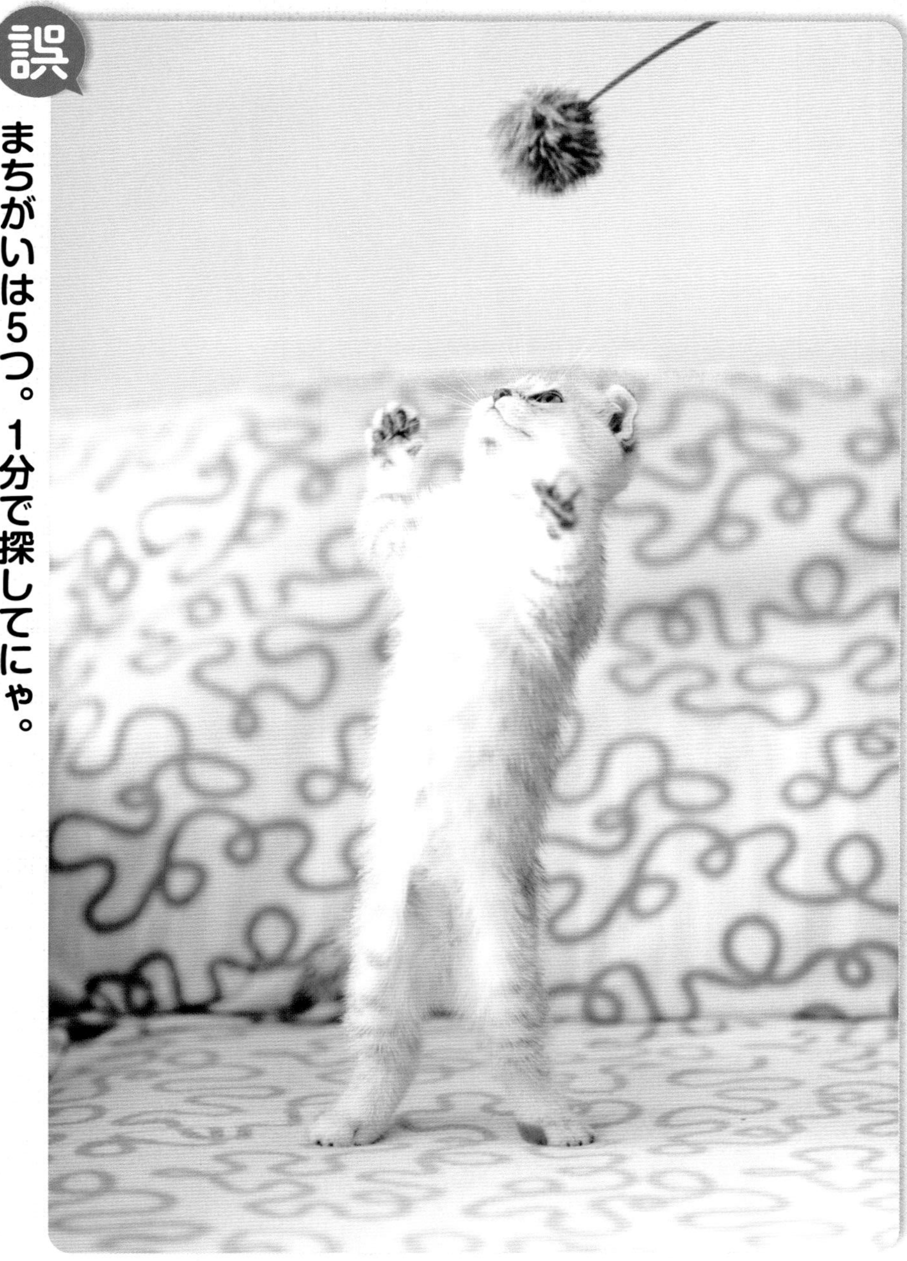

➡解答は66ページ

19 鏡あそびねこ

あら、こんなことしても
私の顔って
天才的にかわいいのね

1分で見つけた数	個
全部見つけるまでの時間	分　秒

正

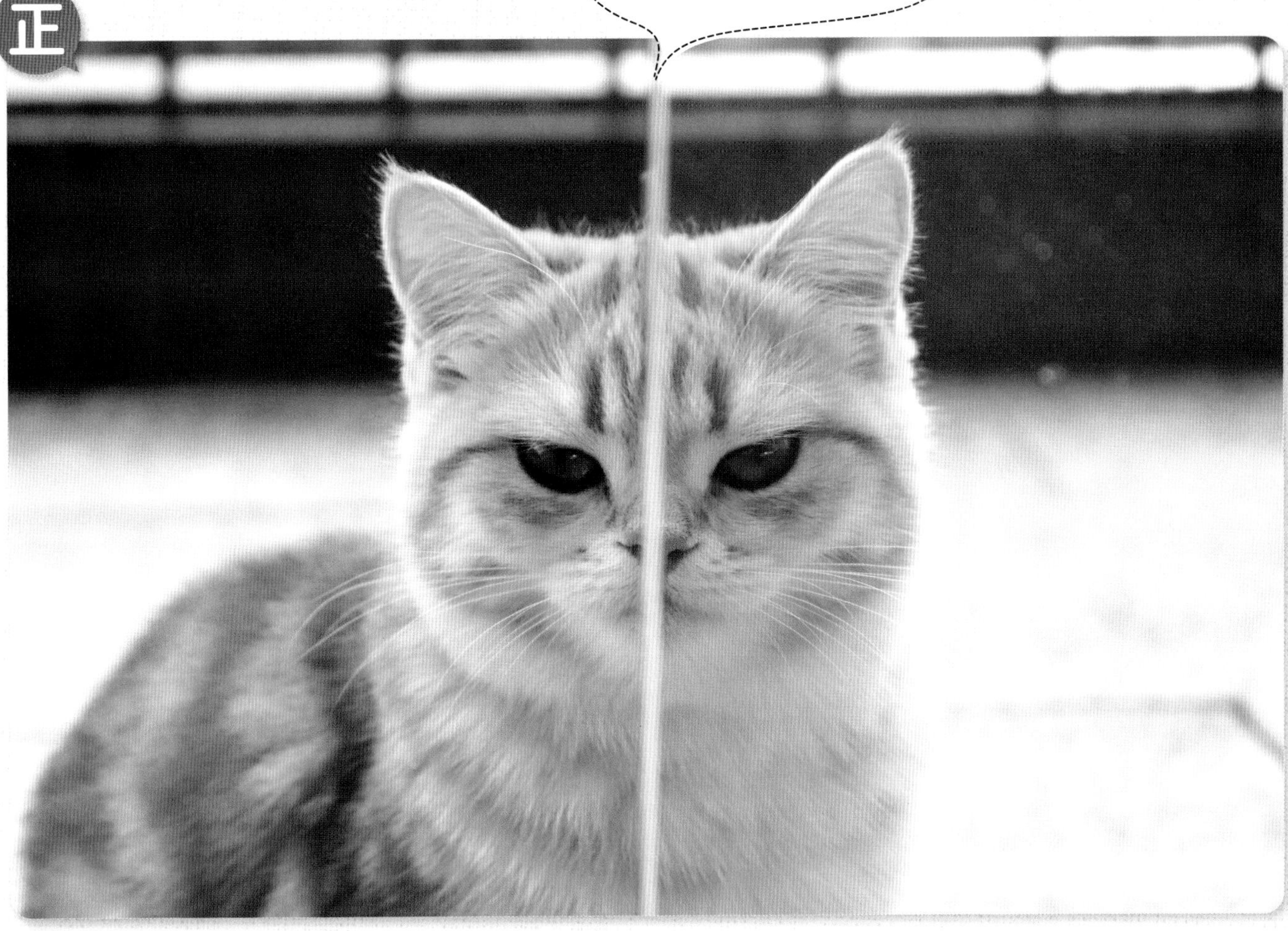

誤　まちがいは５つ。１分で探してにゃ。

➡解答は66ページ

20 逆らいねこ

カメラマン！
あざとい表情ばかり
注文されるの
もう飽きたにゃー!!

1分で見つけた数	個
全部見つけるまでの時間	分 秒

正

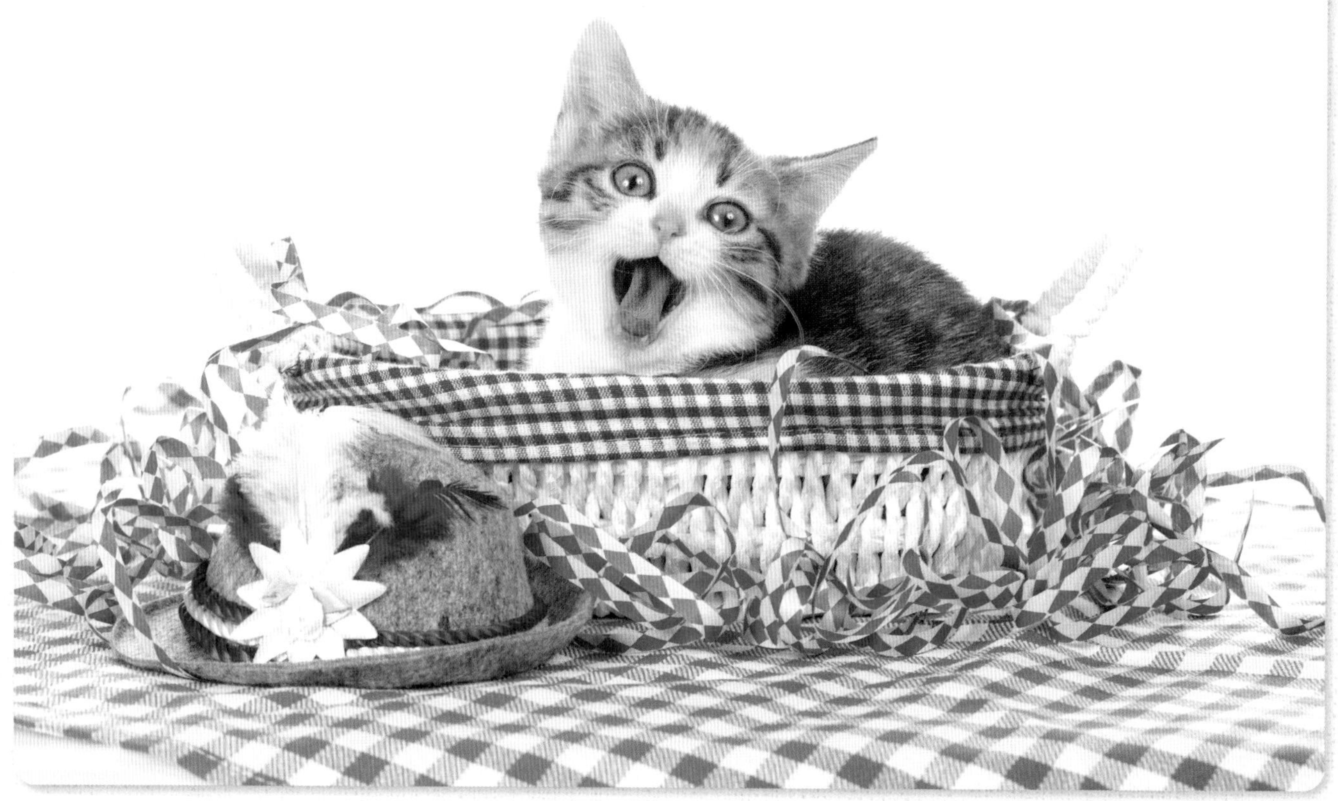

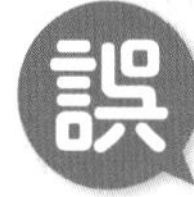

まちがいは５つ。１分で探してにゃ。

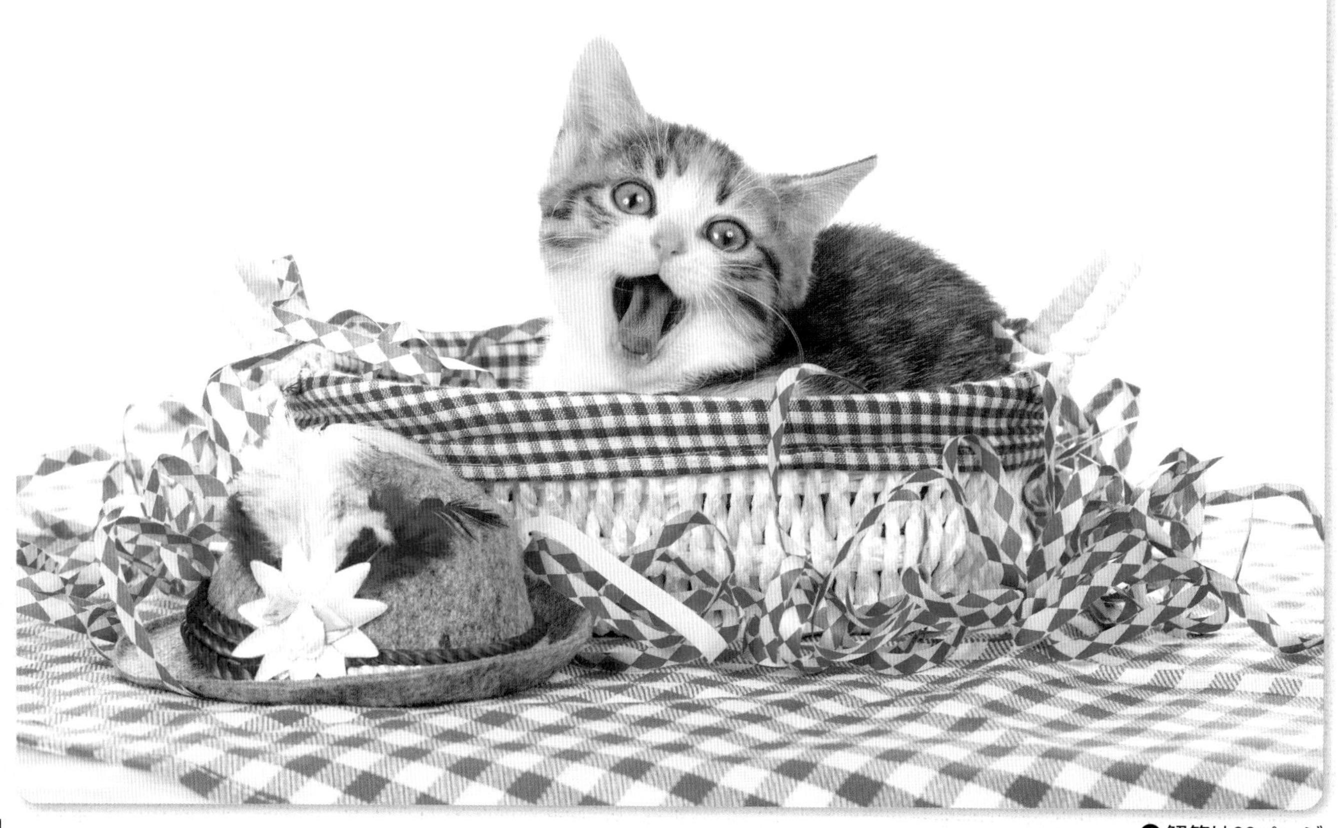

➡解答は66ページ

21 でざいにゃー

わたくしの地毛に似せた
最高傑作の
モフモフ作品でしてよ

1分で見つけた数	個
全部見つけるまでの時間	分　秒

正

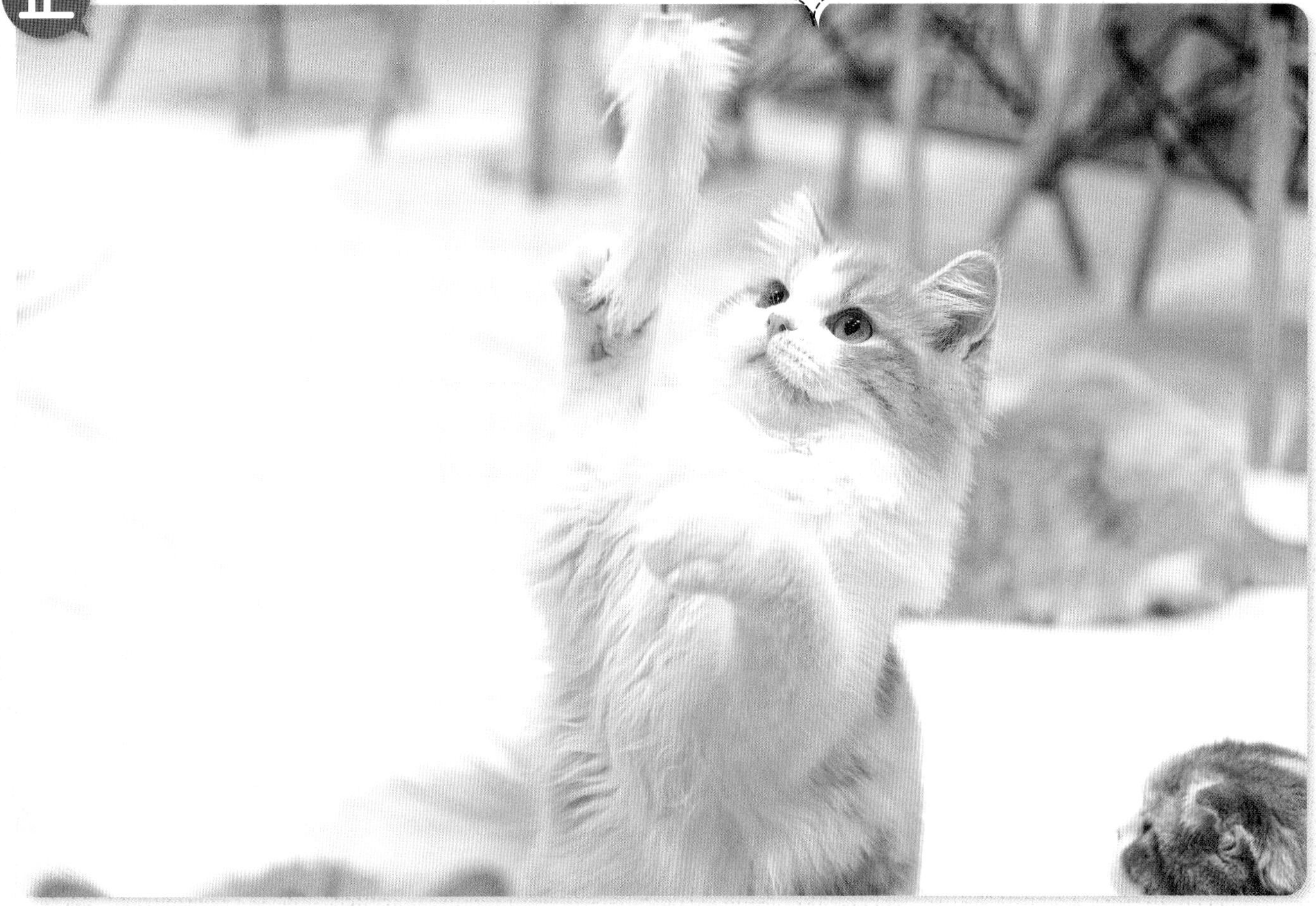

誤 まちがいは５つ。１分で探してにゃ。

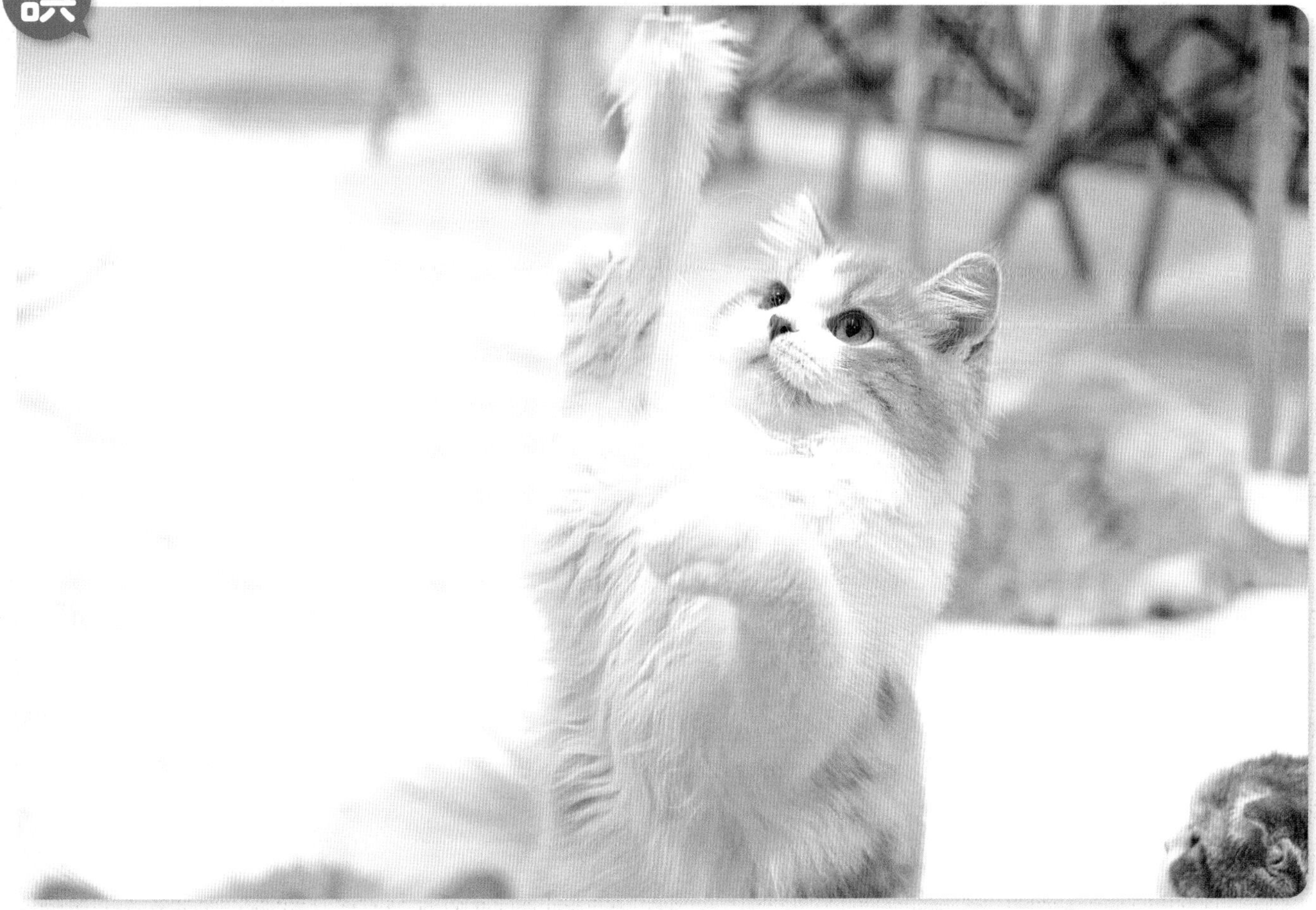

➡解答は66ページ

22 南国ねこ

アロハー！
名物フラワーレイは
おひとついかがかにゃ？

1分で見つけた数	個
全部見つけるまでの時間	分　秒

正

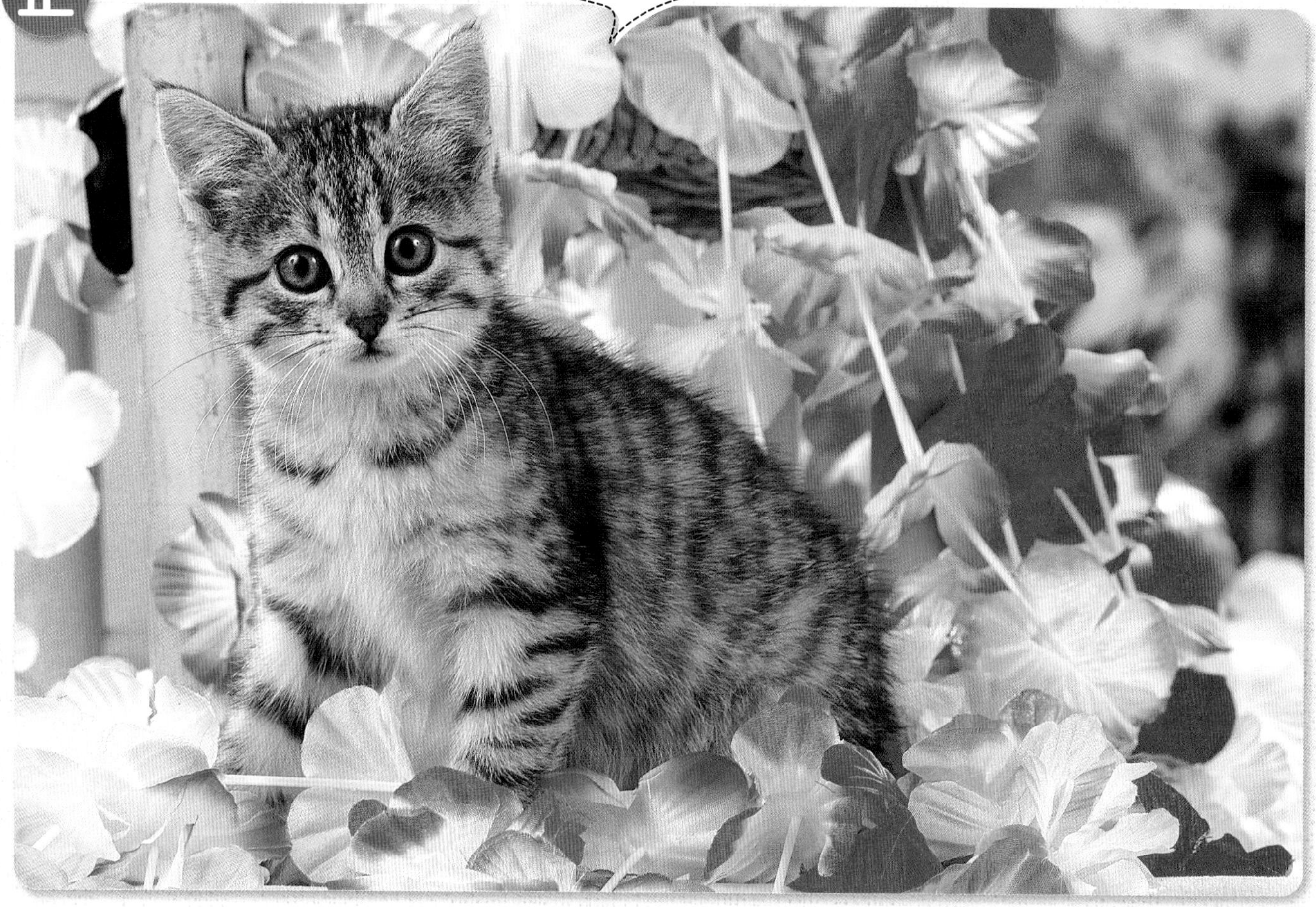

誤 まちがいは5つ。1分で探してにゃ。

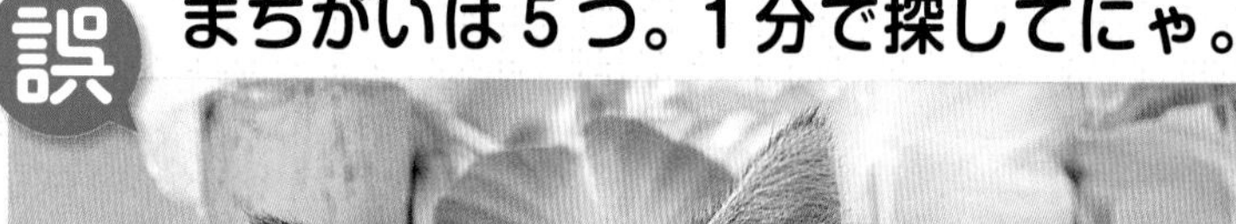

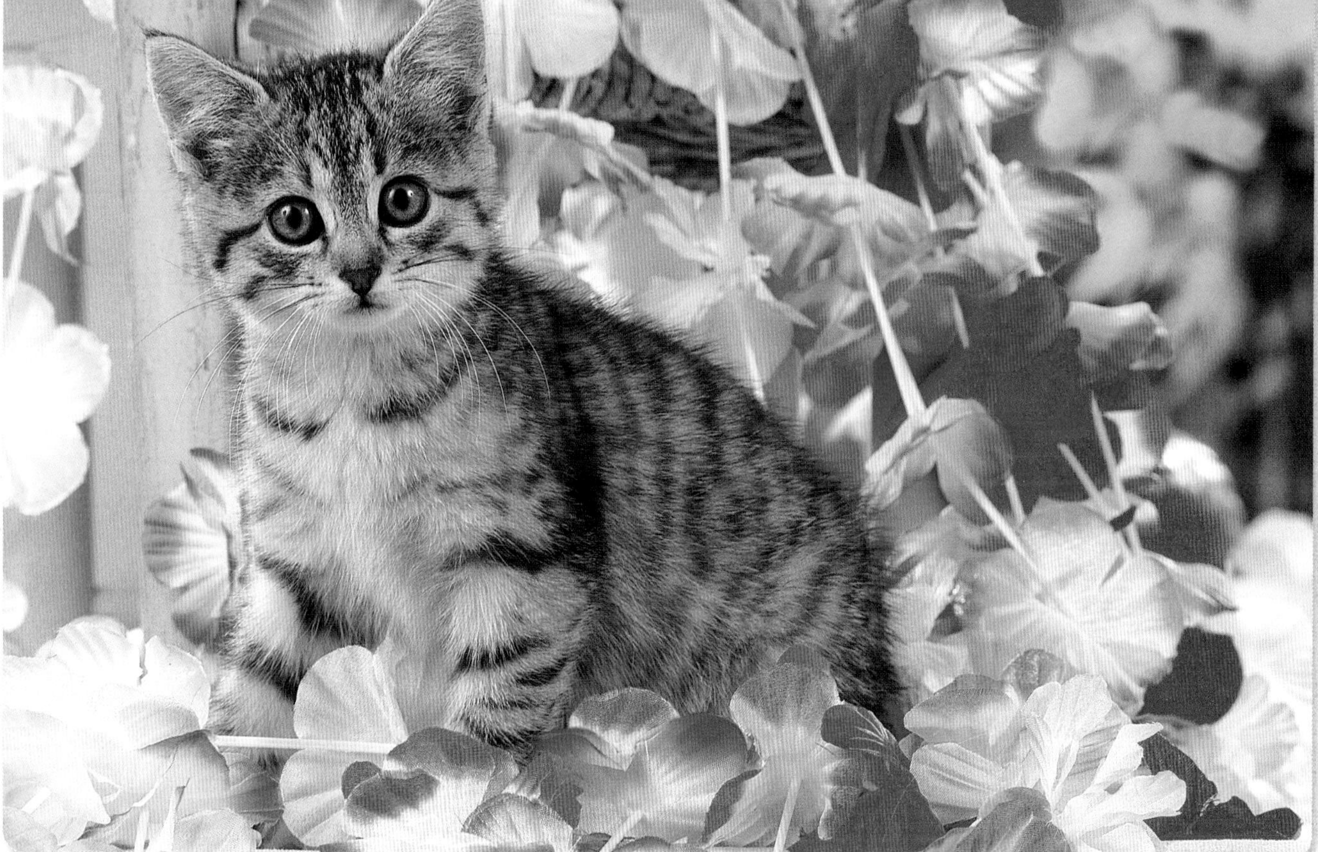

➡解答は66ページ

23 エンタメねこ

わたしのお耳で隠れた数字はいくつでしょう？

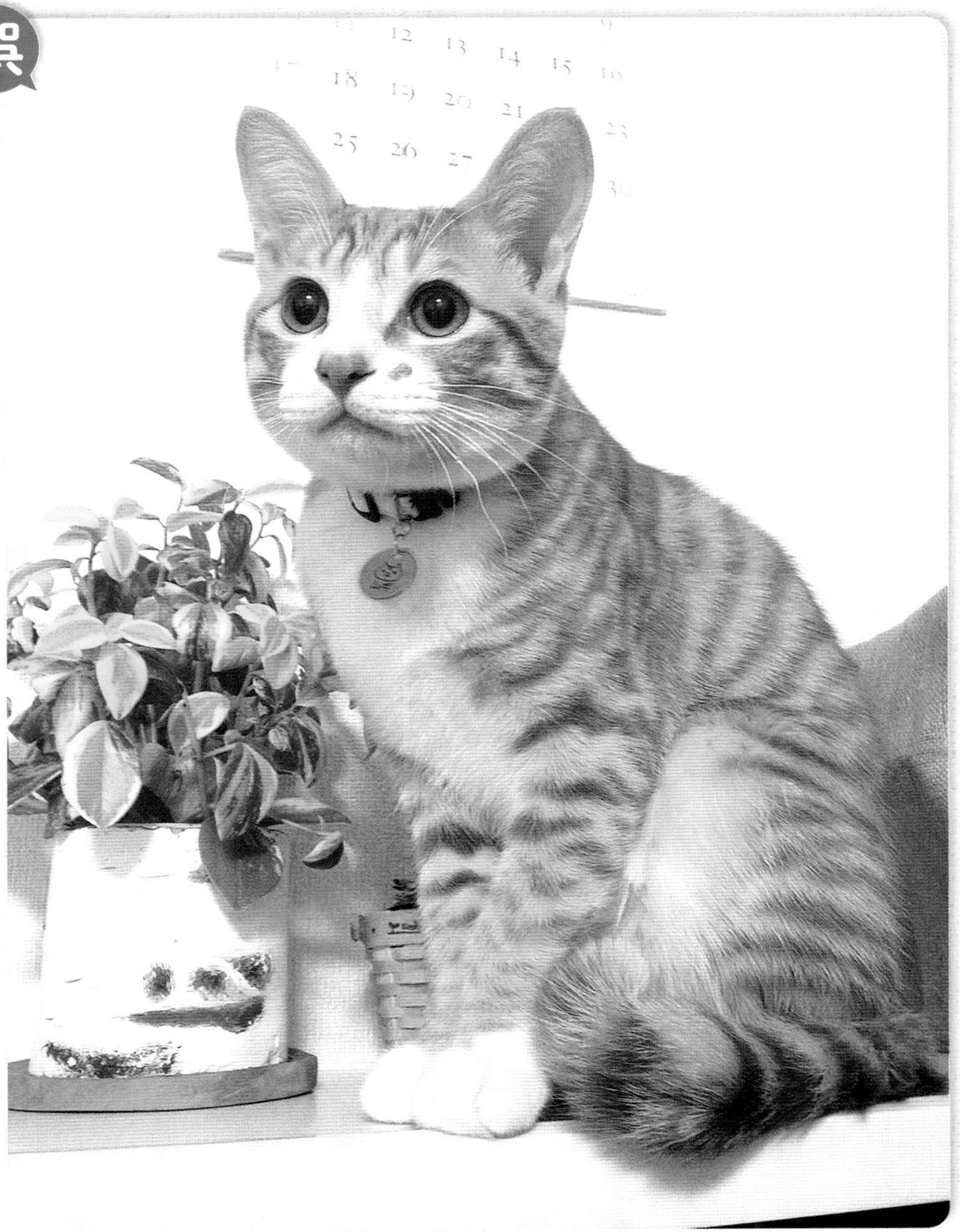

1分で見つけた数	個
全部見つけるまでの時間	分　秒

正

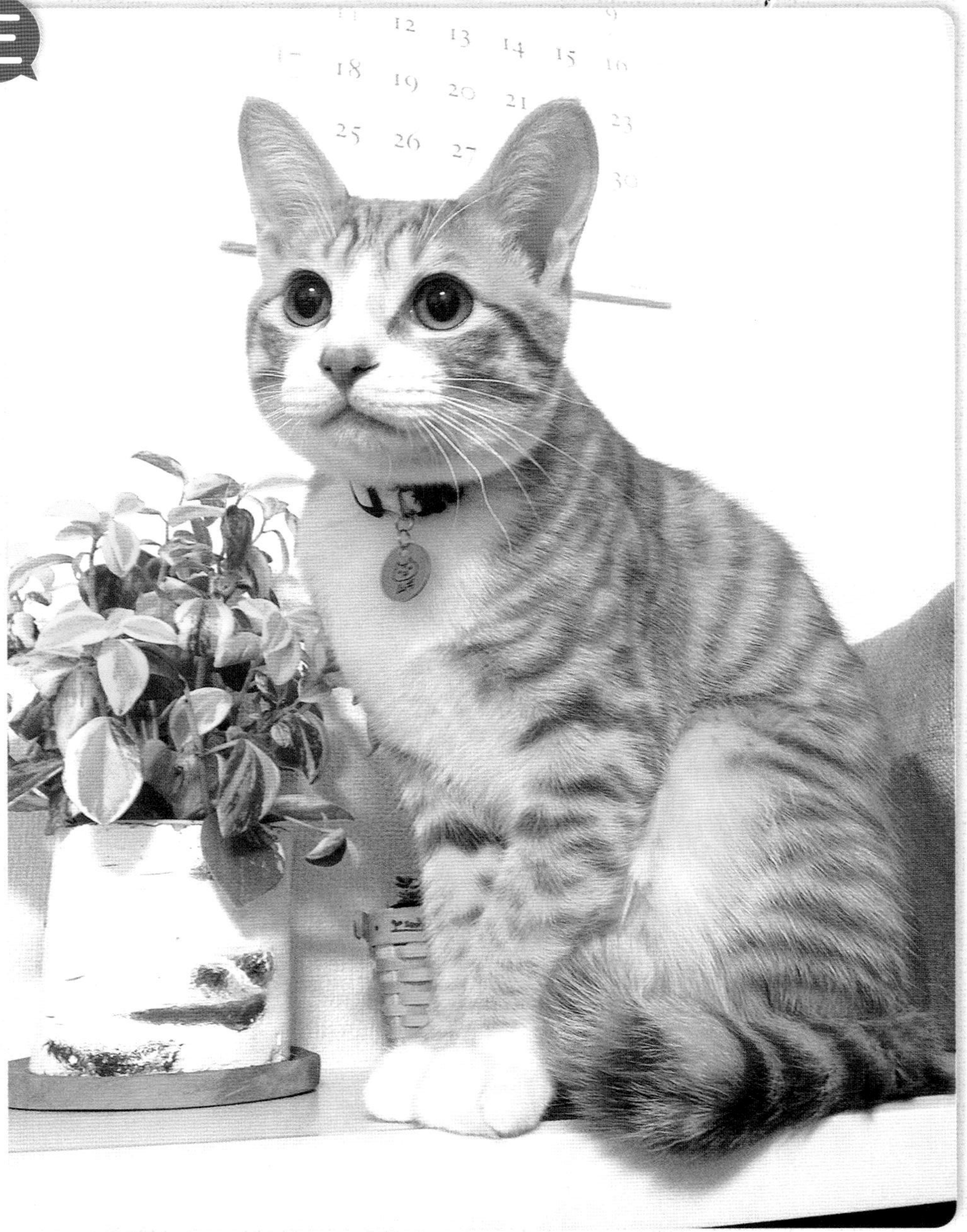

誤

まちがいは5つ。1分で探してにゃ。

➡解答は67ページ

大阪府／よしこさんちのムギくん

24 カンガルーごっこねこ

1分で見つけた数	個
全部見つけるまでの時間	分　秒

じょうずにマネっこ
できてるでしょ？

正

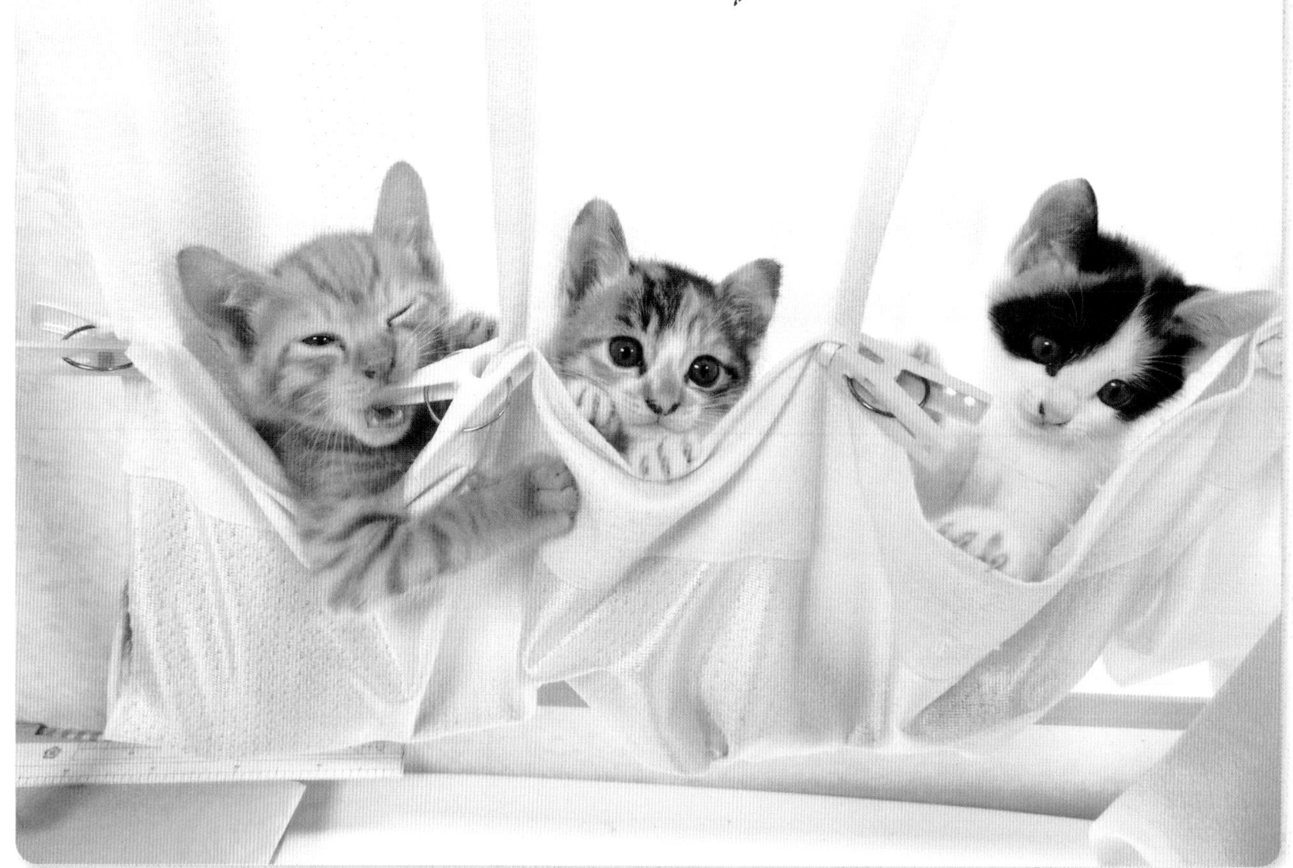

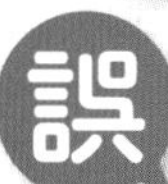

まちがいは5つ。1分で探してにゃ。

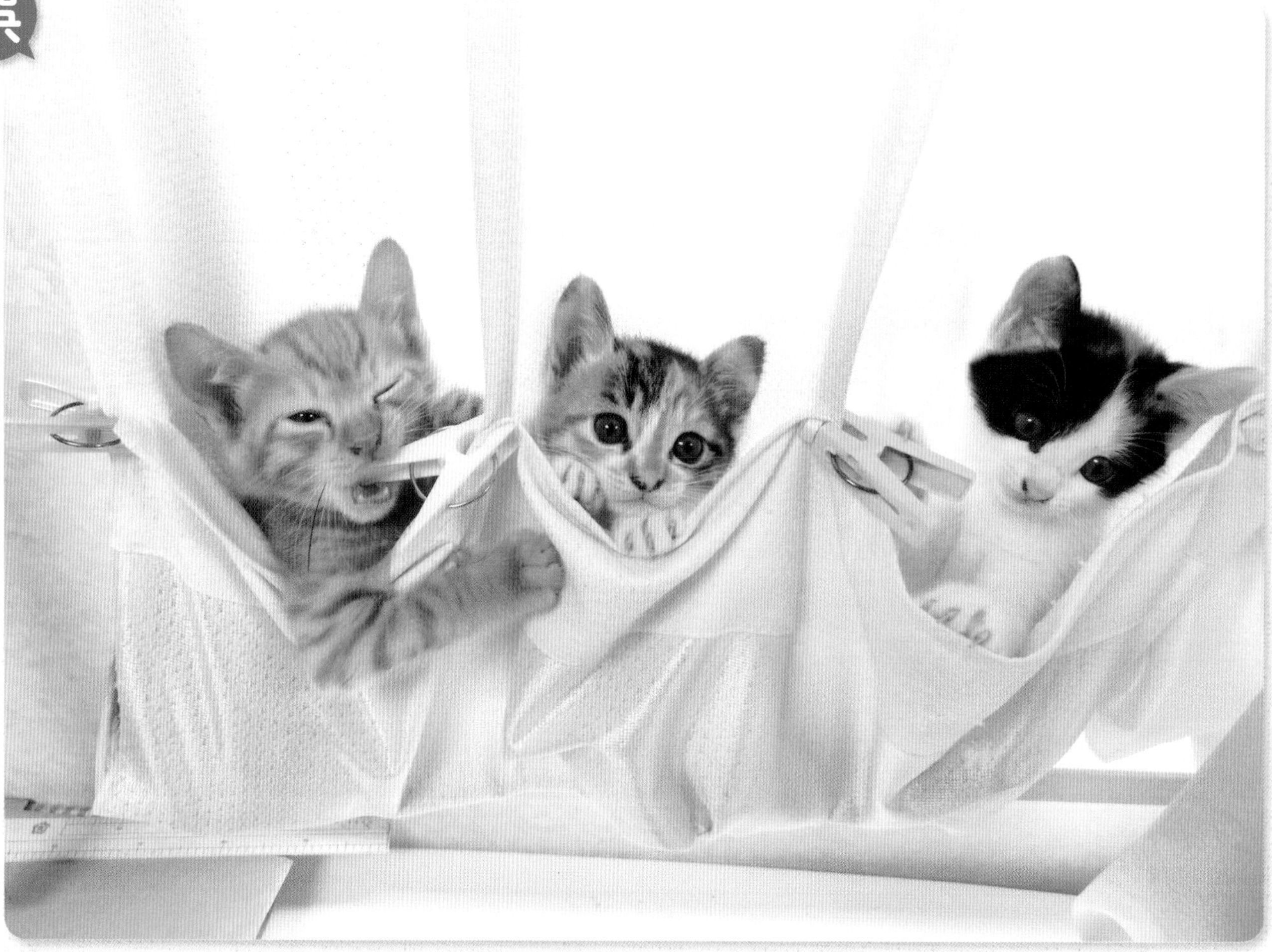

➡解答は67ページ

25 記念写真ねこ

この子たちと
あと何年一緒に写真が
撮れるのかしらね…

1分で見つけた数	個
全部見つけるまでの時間	分　秒

正

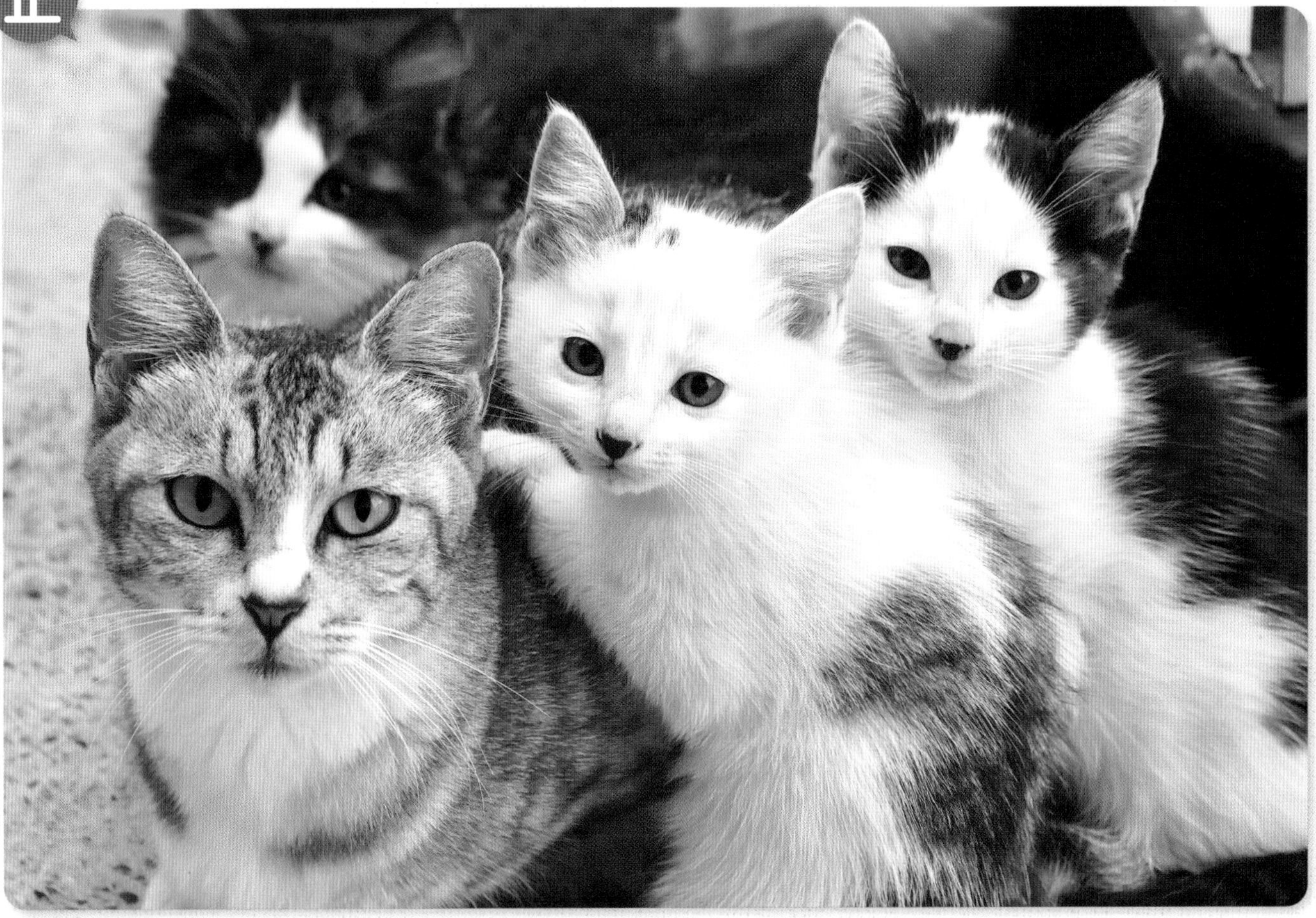

誤

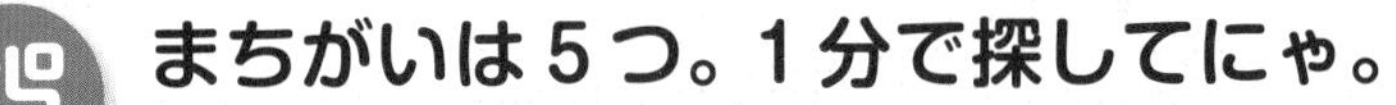

まちがいは5つ。1分で探してにゃ。

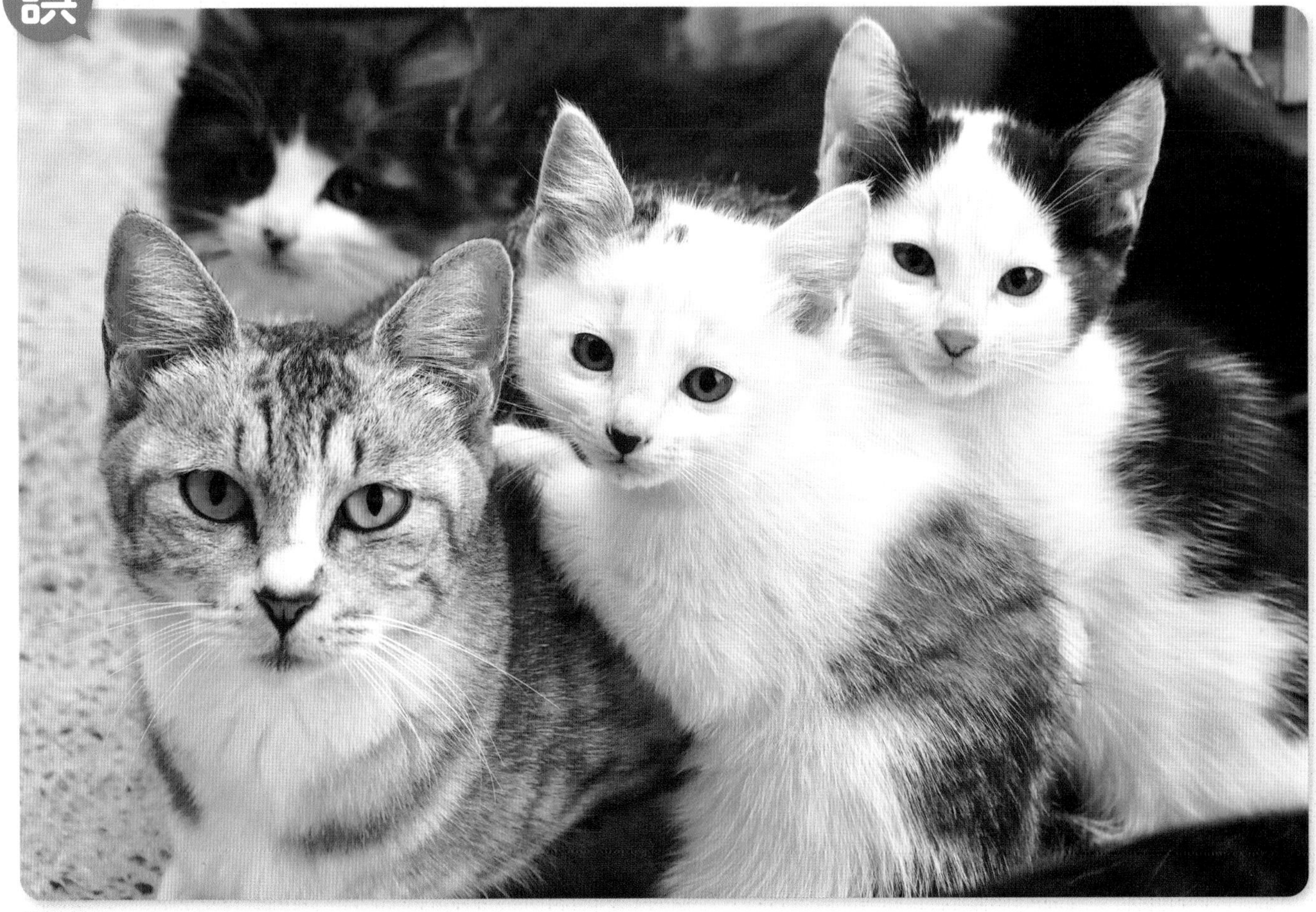

➡解答は67ページ

26 電話ねこ

あー君ね、この電話は10円じゃなくて
カリカリを入れるんだよ（ペロッ）

1分で見つけた数	個
全部見つけるまでの時間	分　秒

正

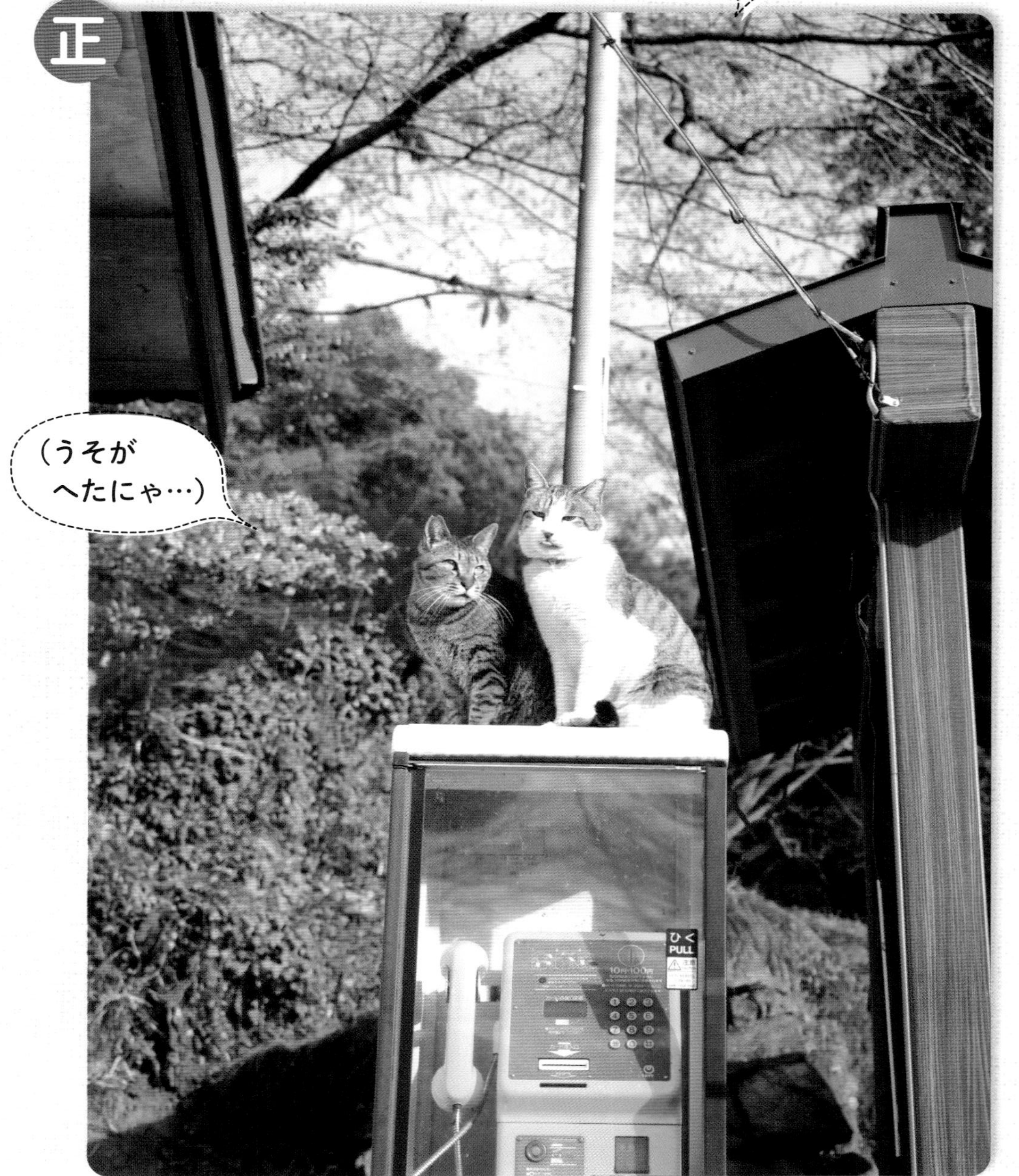

（うそが
へたにゃ…）

誤

まちがいは5つ。1分で探してにゃ。

➡解答は67ページ

27 見極めねこ

フッ、遅いな。
動きが止まって
見えるぜ

1分で見つけた数	個
全部見つけるまでの時間	分　秒

正

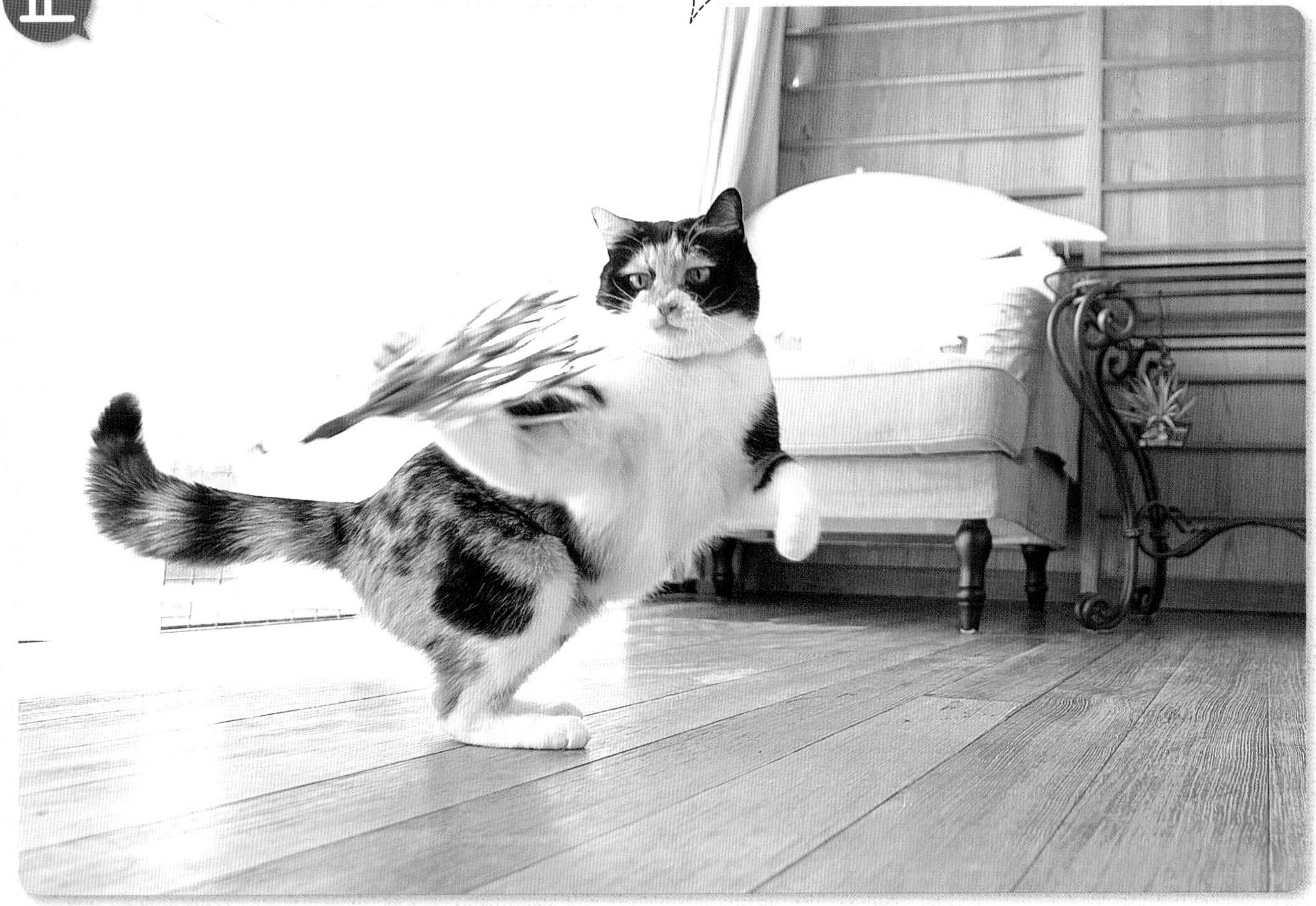

誤

まちがいは5つ。1分で探してにゃ。

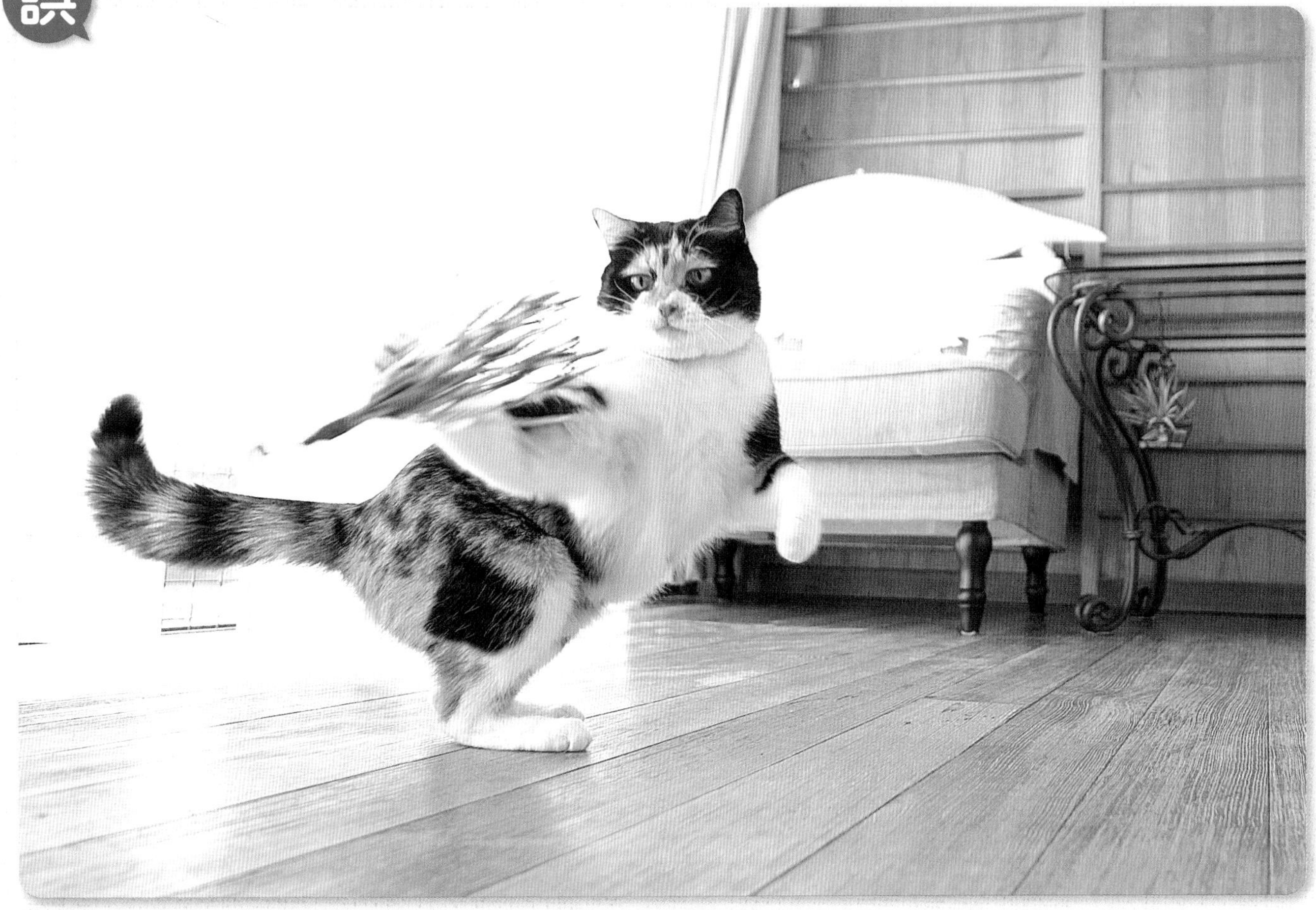

➡解答は67ページ

28 お祭りねこ

えっ。
おみこしかつげる
肩がにゃい？

1分で見つけた数	個
全部見つけるまでの時間	分　秒

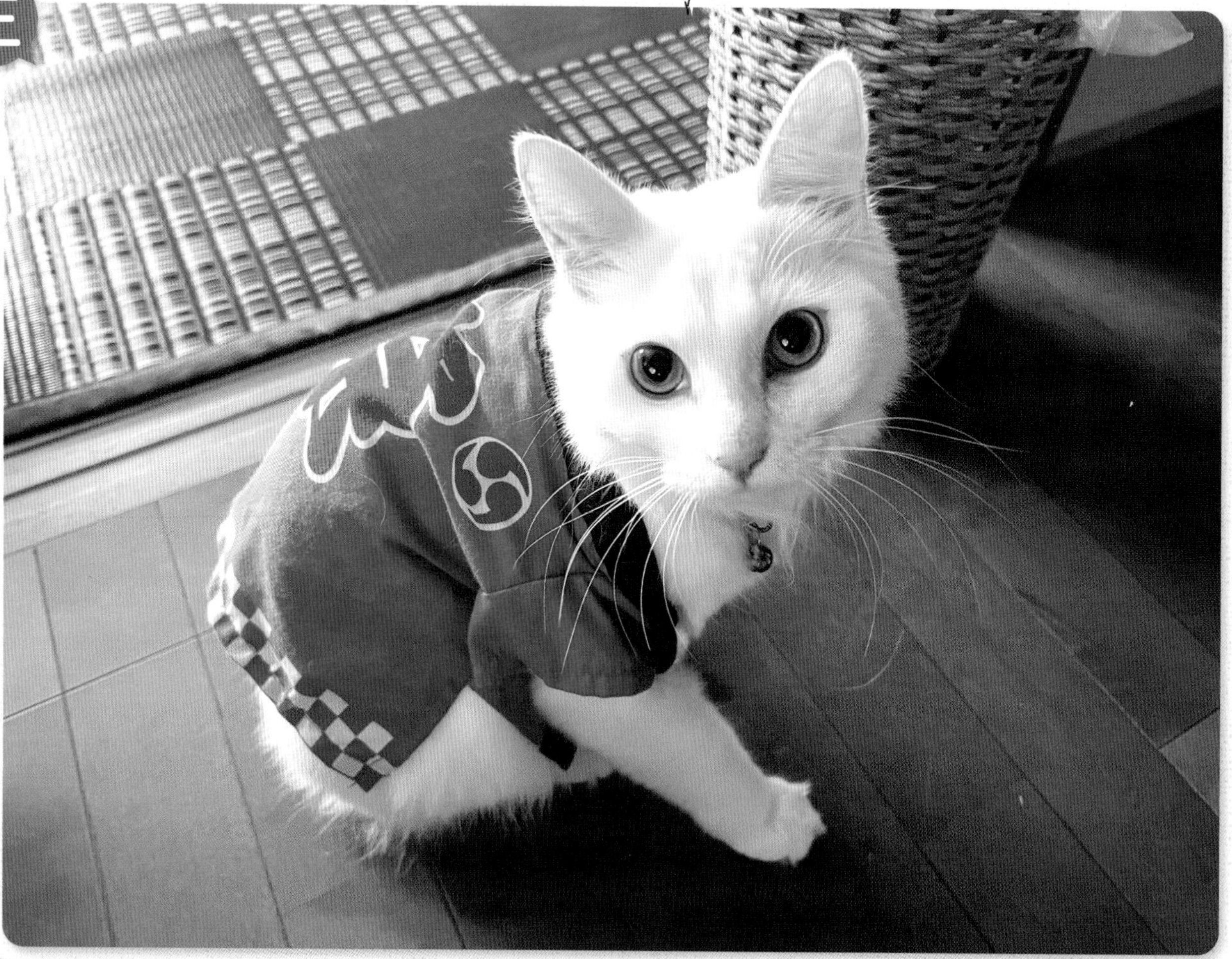

茨城県／佐藤さんちのおもちちゃん

正

誤

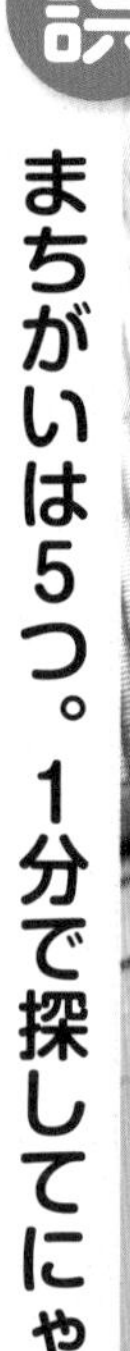

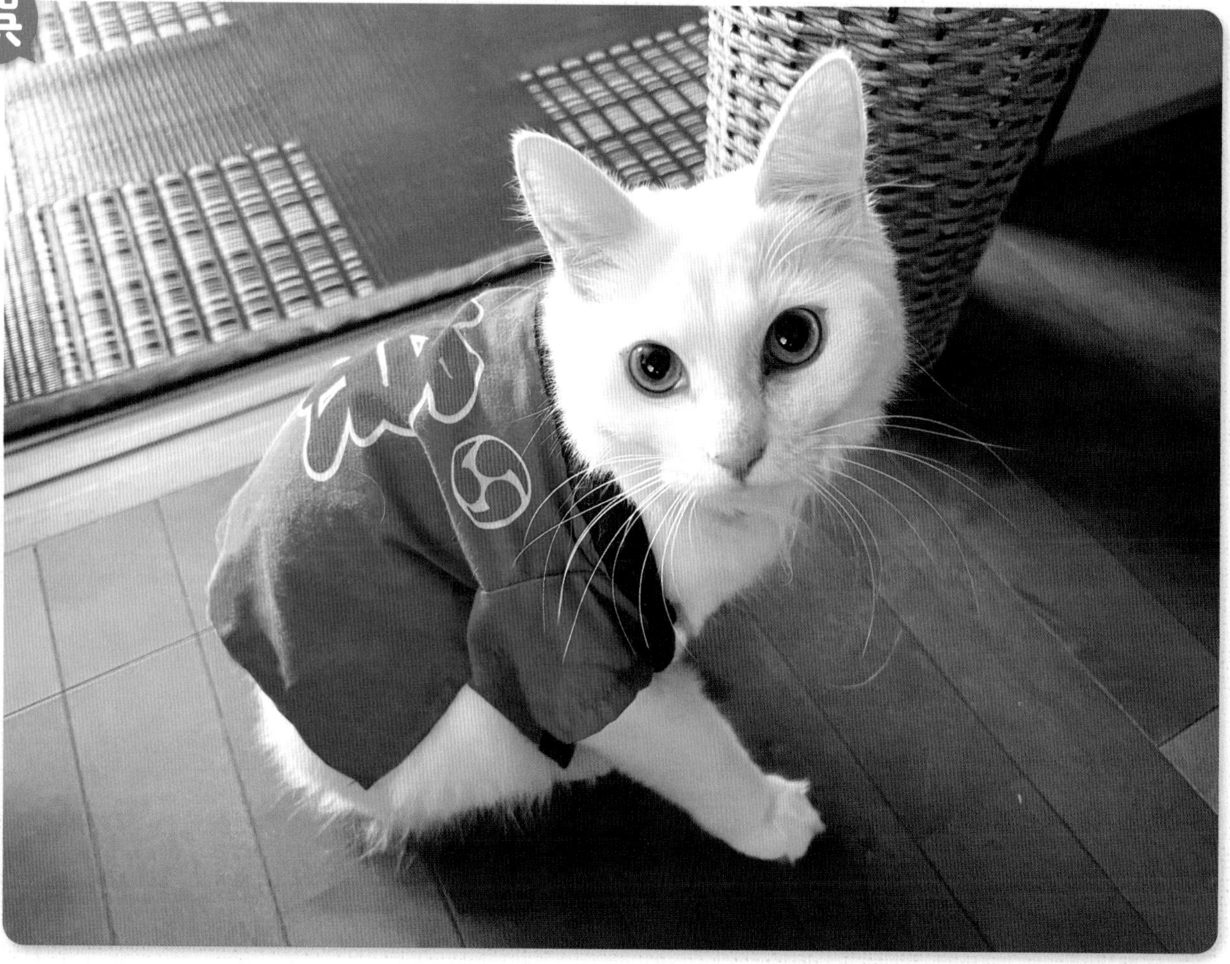

➡解答は67ページ

29 内職ねこ

ふぅ。作っても作っても
終わらないわね、これ

1分で見つけた数	個
全部見つけるまでの時間	分　秒

正

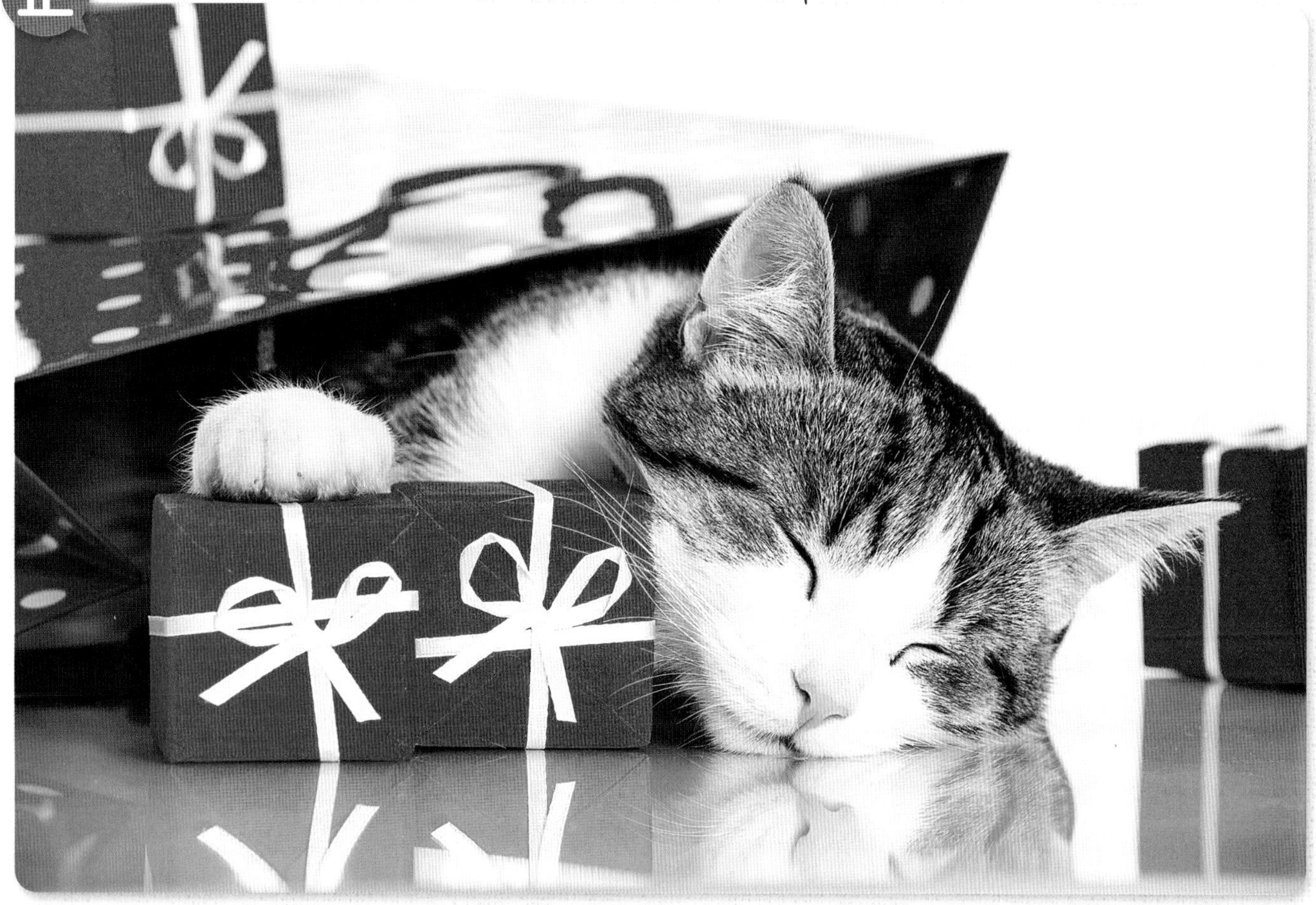

誤 まちがいは５つ。１分で探してにゃ。

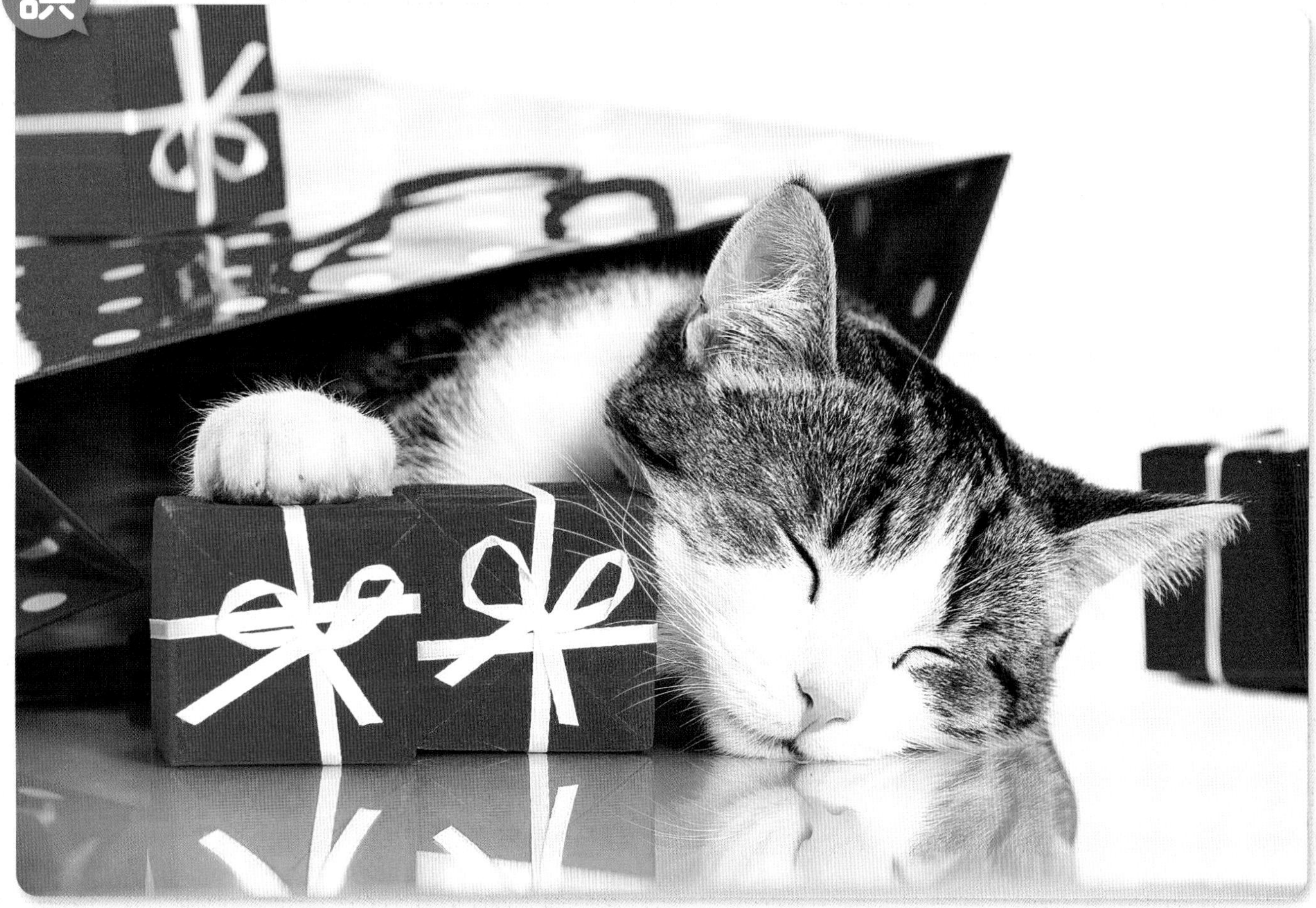

➲解答は67ページ

30 お年頃ねこ

お父さんったら
これは子供が遊ぶ
おもちゃでしょ。
やめてよっ

1分で見つけた数	個
全部見つけるまでの時間	分　秒

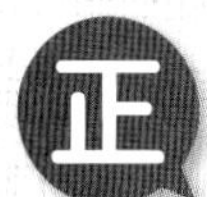

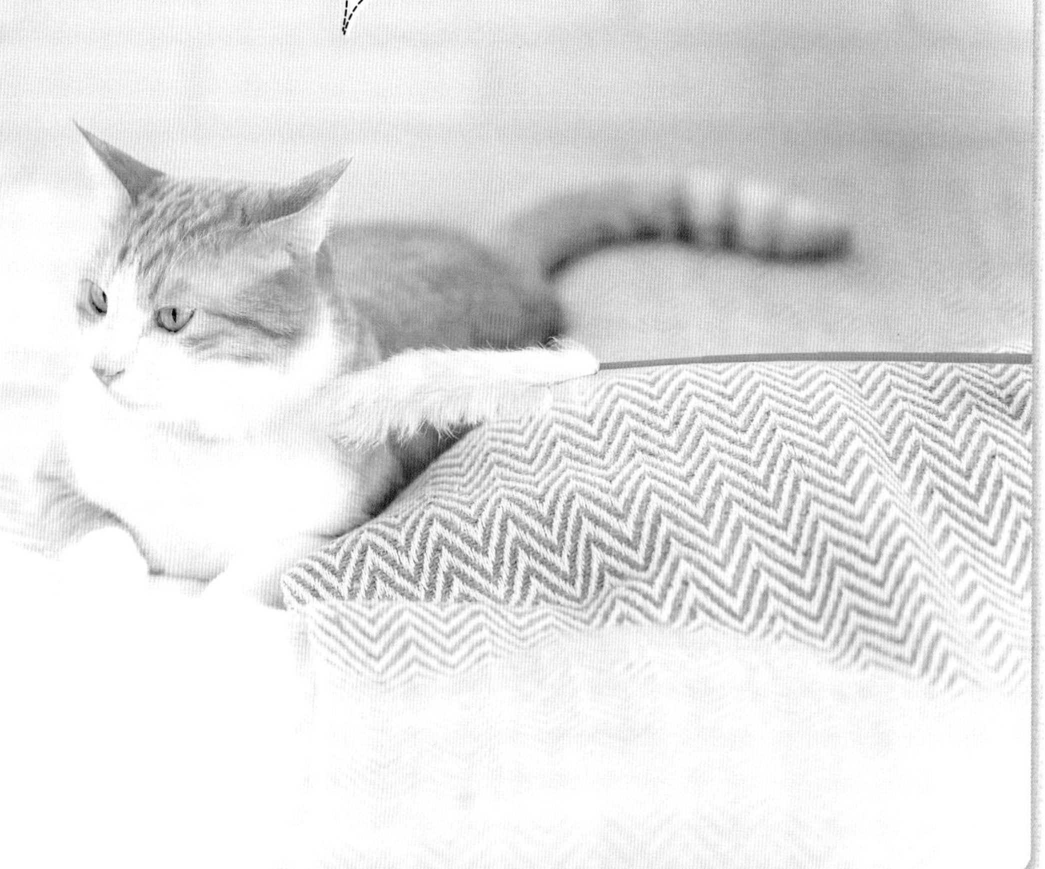

まちがいは５つ。１分で探してにゃ。

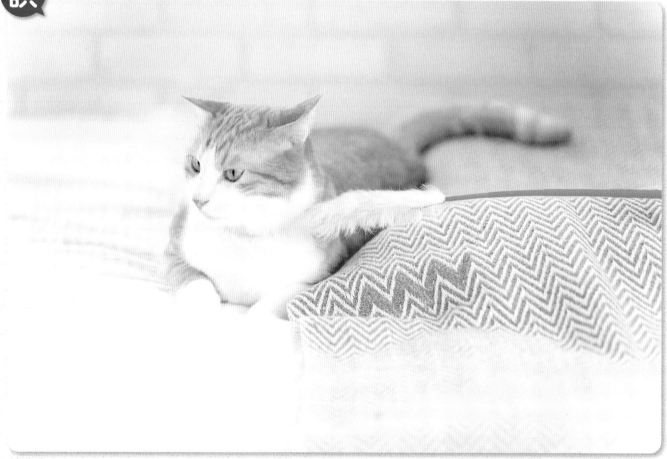

➡解答は67ページ

31 いまさらねこ

うさぎくんってさ、
目の位置そんな横に
あるんだね

1分で見つけた数	個
全部見つけるまでの時間	分　秒

正

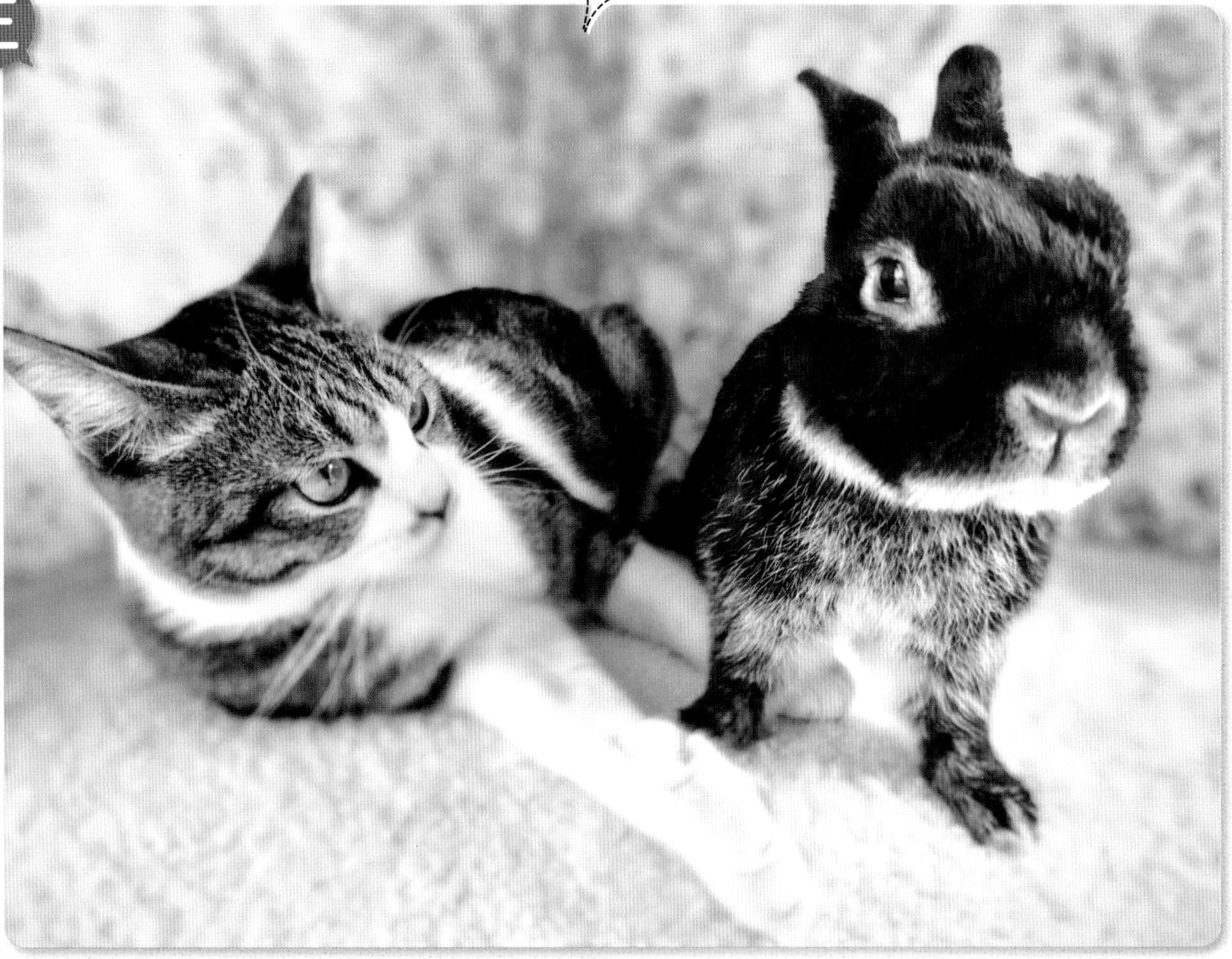

誤

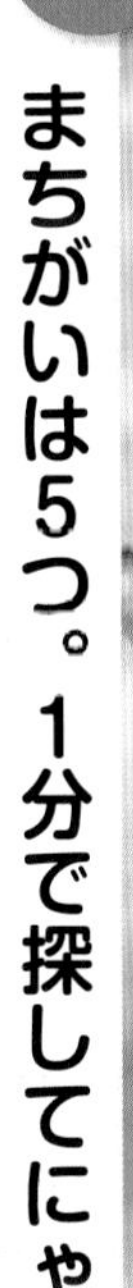

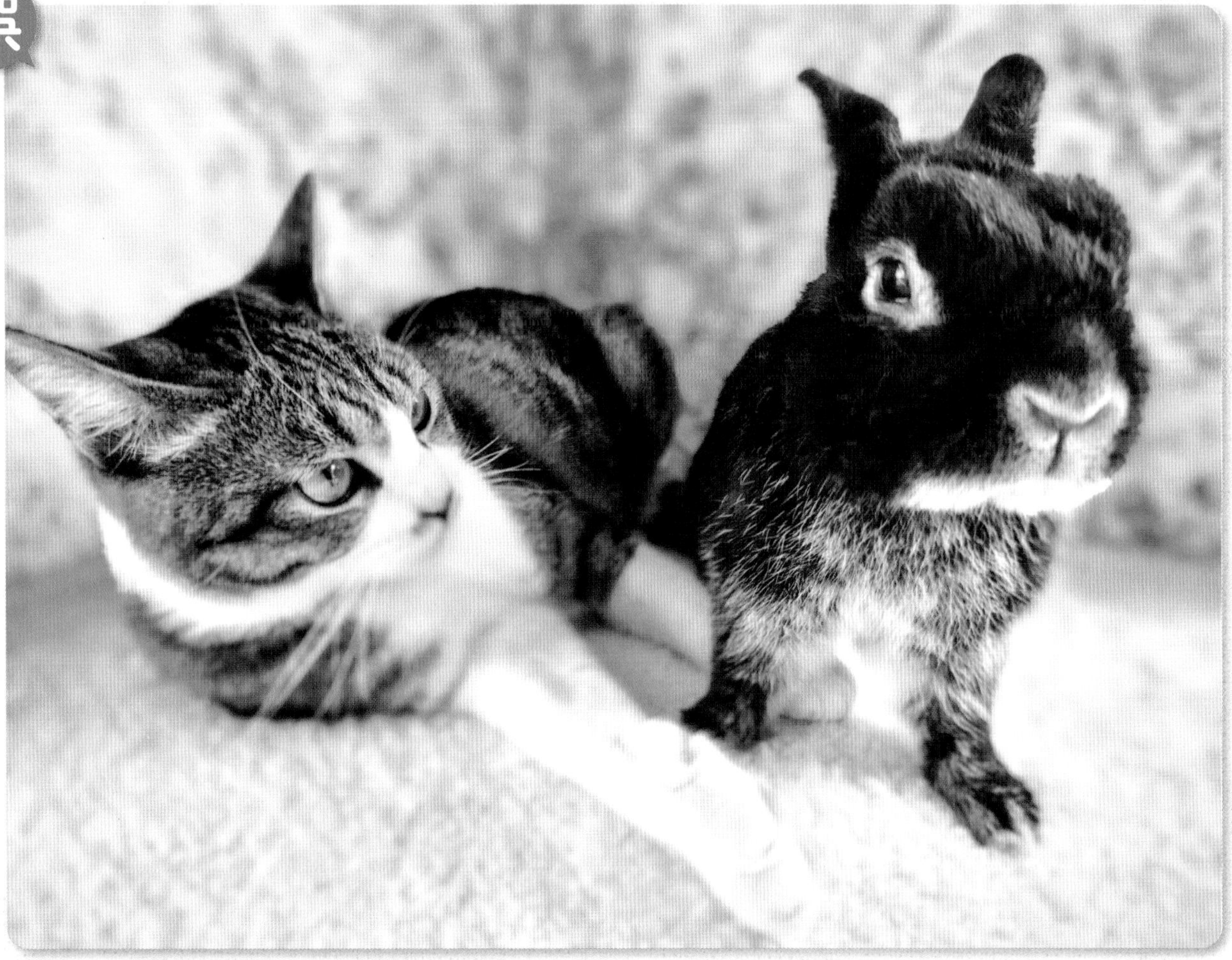

➡解答は68ページ

32 タワマンねこ

うん。いい眺めだ。
引っ越してきてよかったなぁ

1分で見つけた数	個
全部見つけるまでの時間	分　秒

正

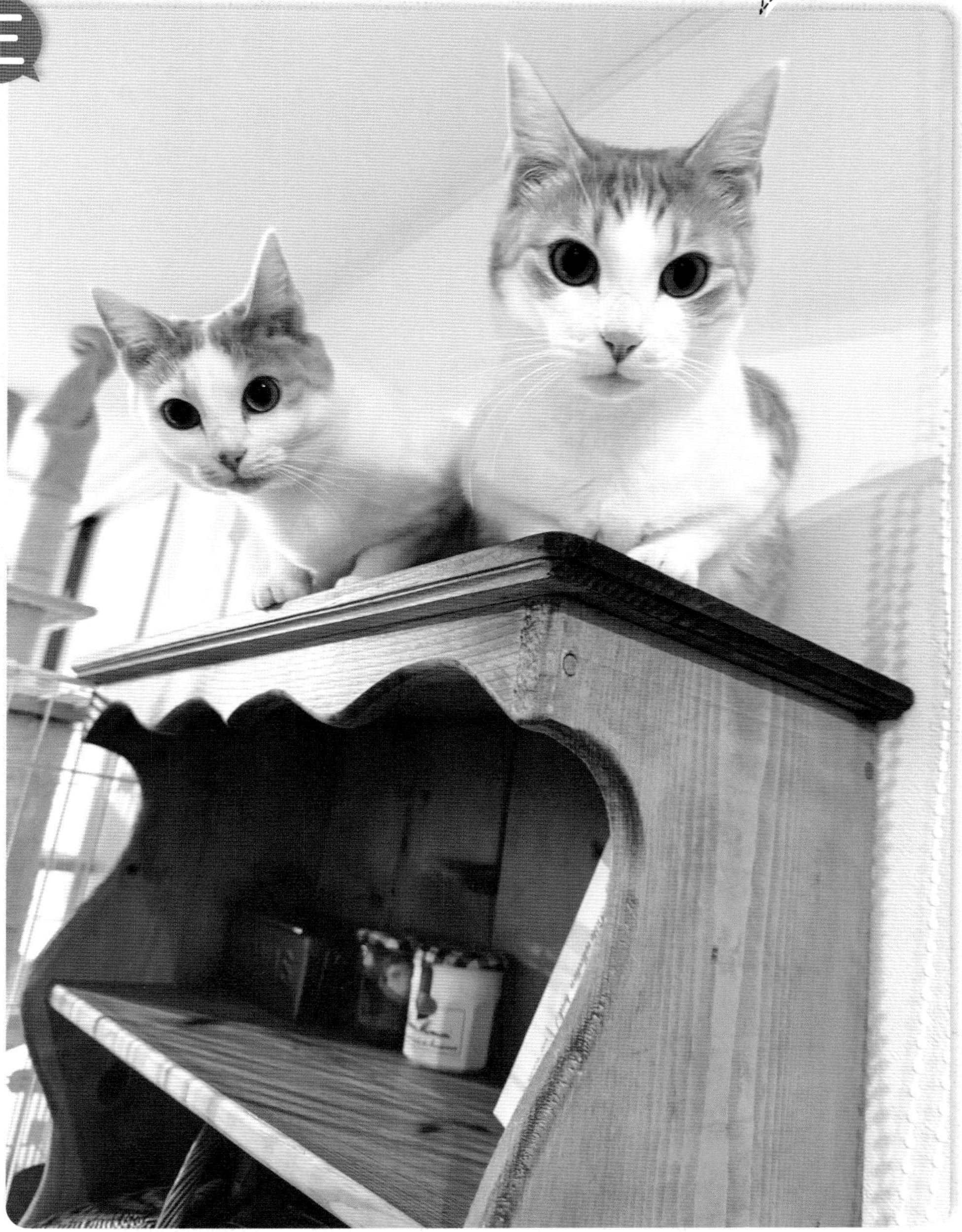

誤

まちがいは5つ。1分で探してにゃ。

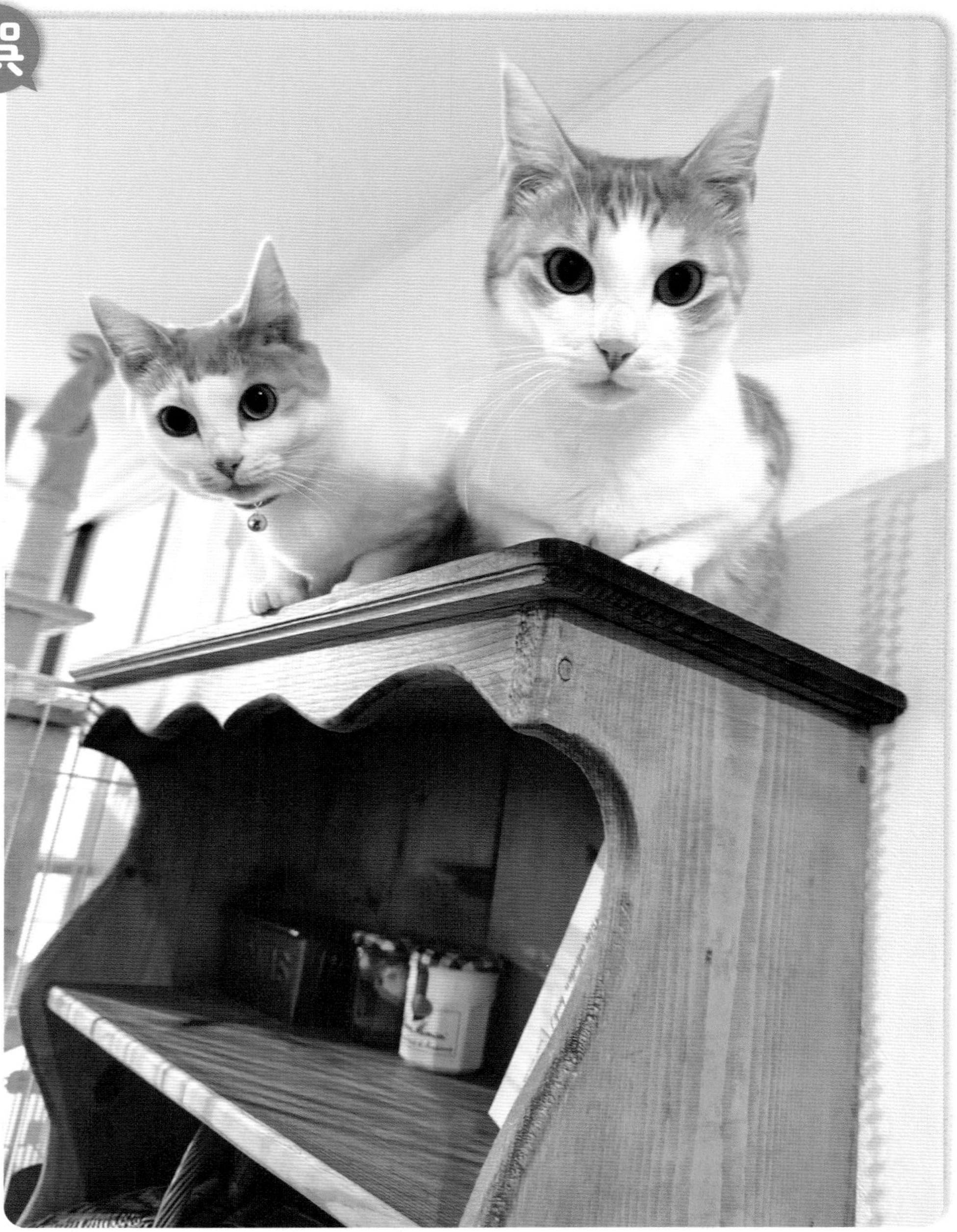

➡解答は68ページ

宮城県／齋藤かおるさんちのみーちゃん（奥）、しまくん（手前）

33 わかるねこ

あぁ、この香り…。佐藤さんちの
晩ご飯はキンメダイの煮つけですね。
すばらしい

1分で見つけた数	個
全部見つけるまでの時間	分　秒

正

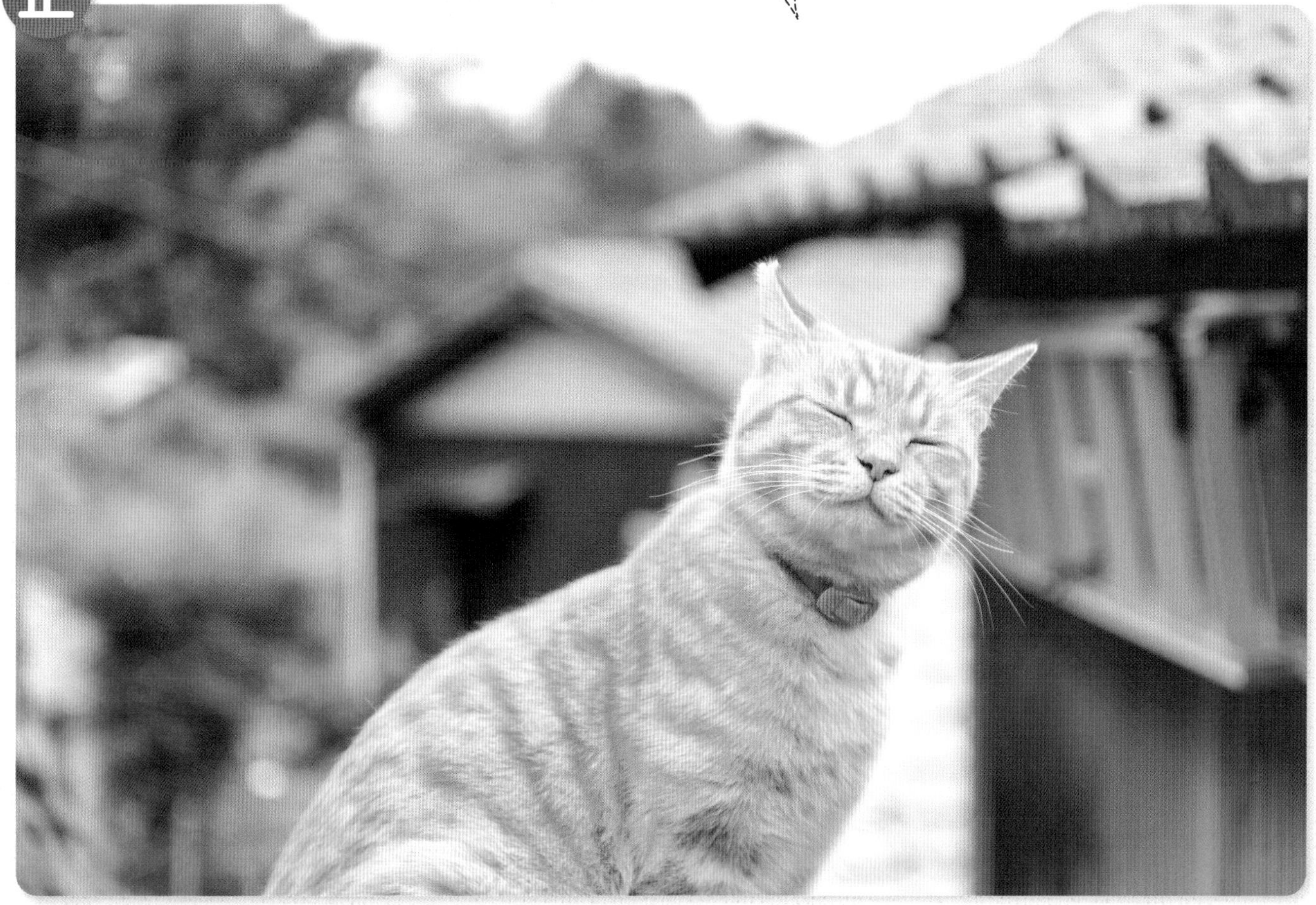

誤 まちがいは５つ。１分で探してにゃ。

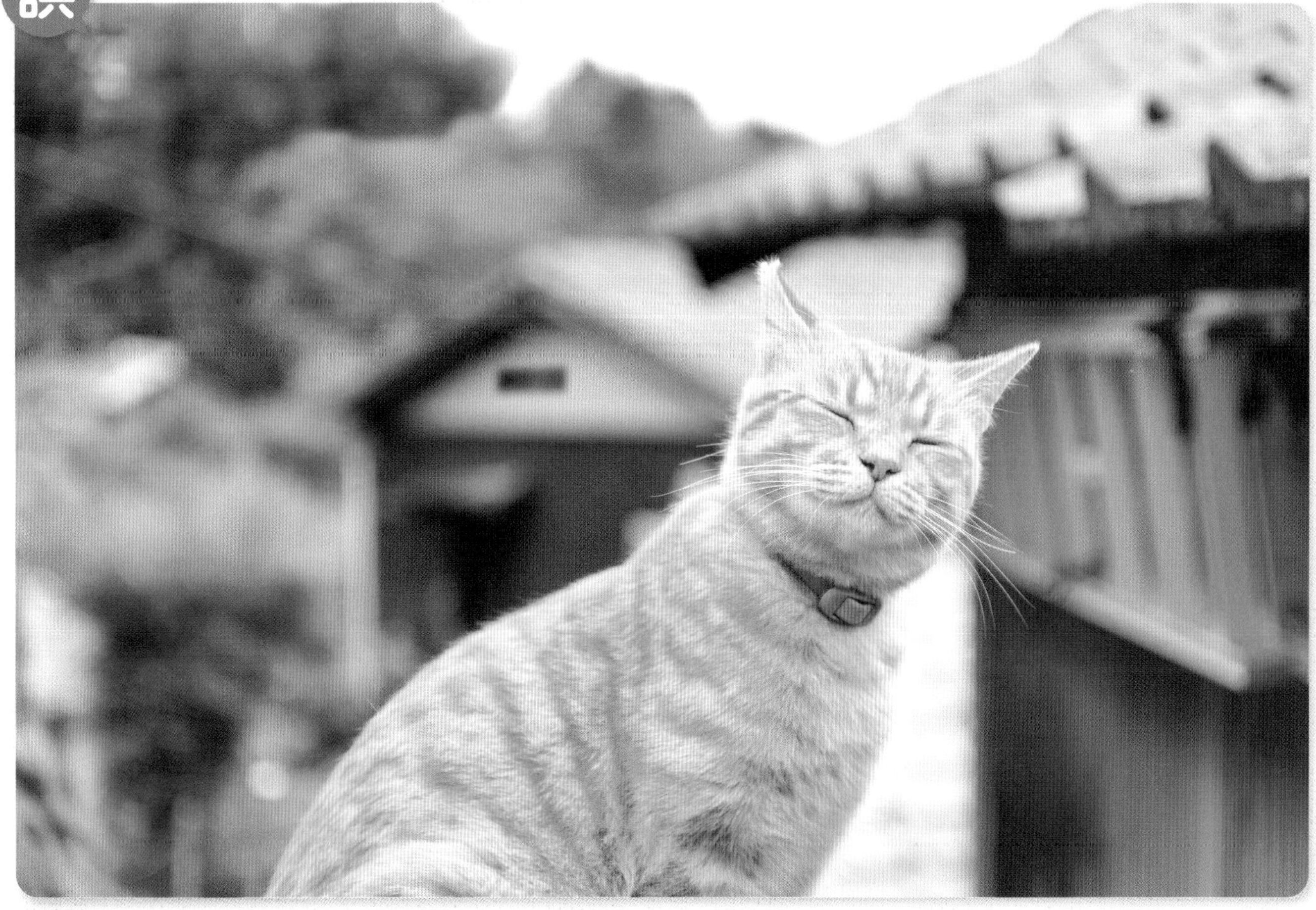

➡解答は68ページ

34 時をかけるねこ

タイムスリップの入り口から
ママに怒られる前に戻るにゃ

1分で見つけた数	個
全部見つけるまでの時間	分　秒

正

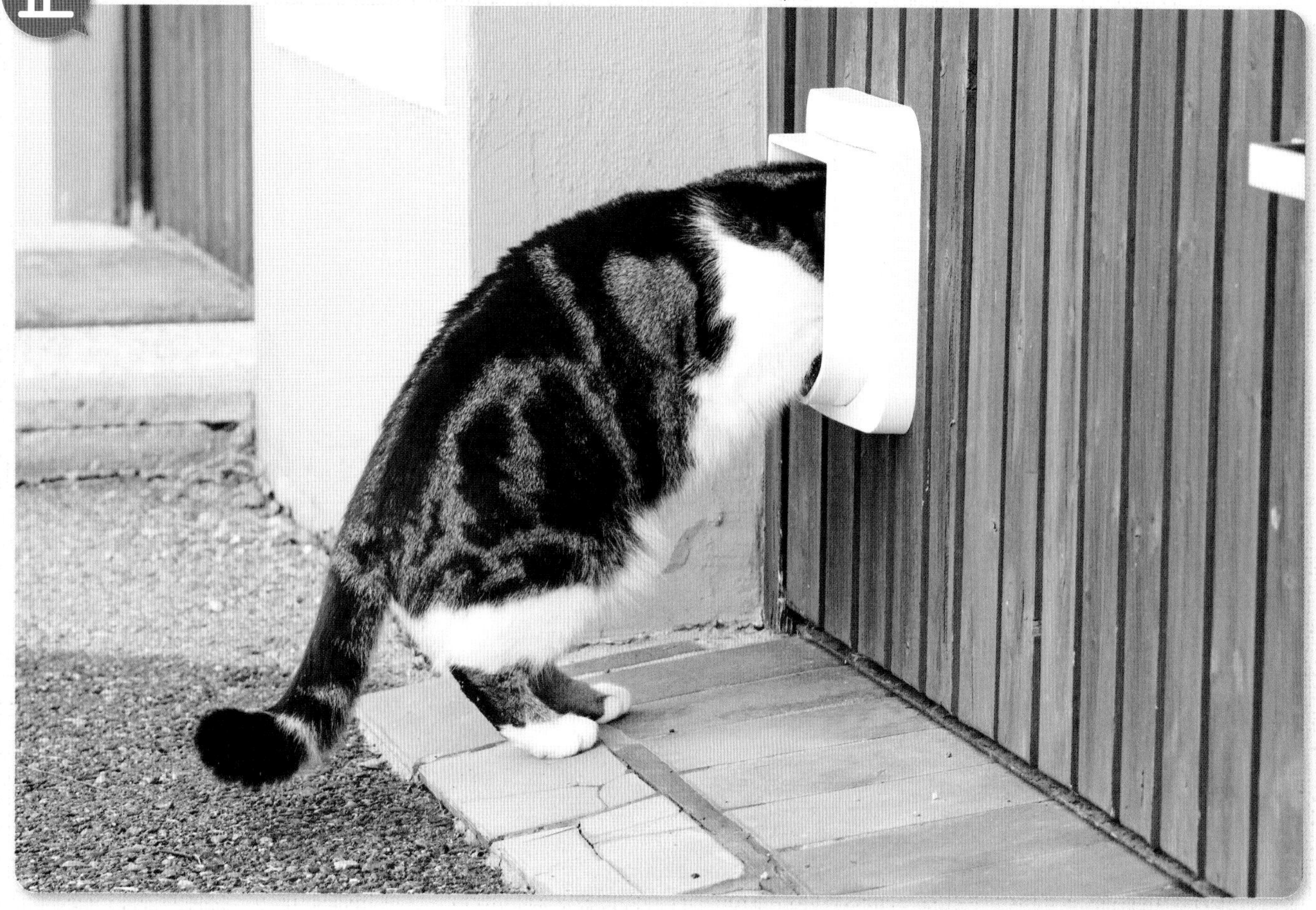

誤　まちがいは5つ。1分で探してにゃ。

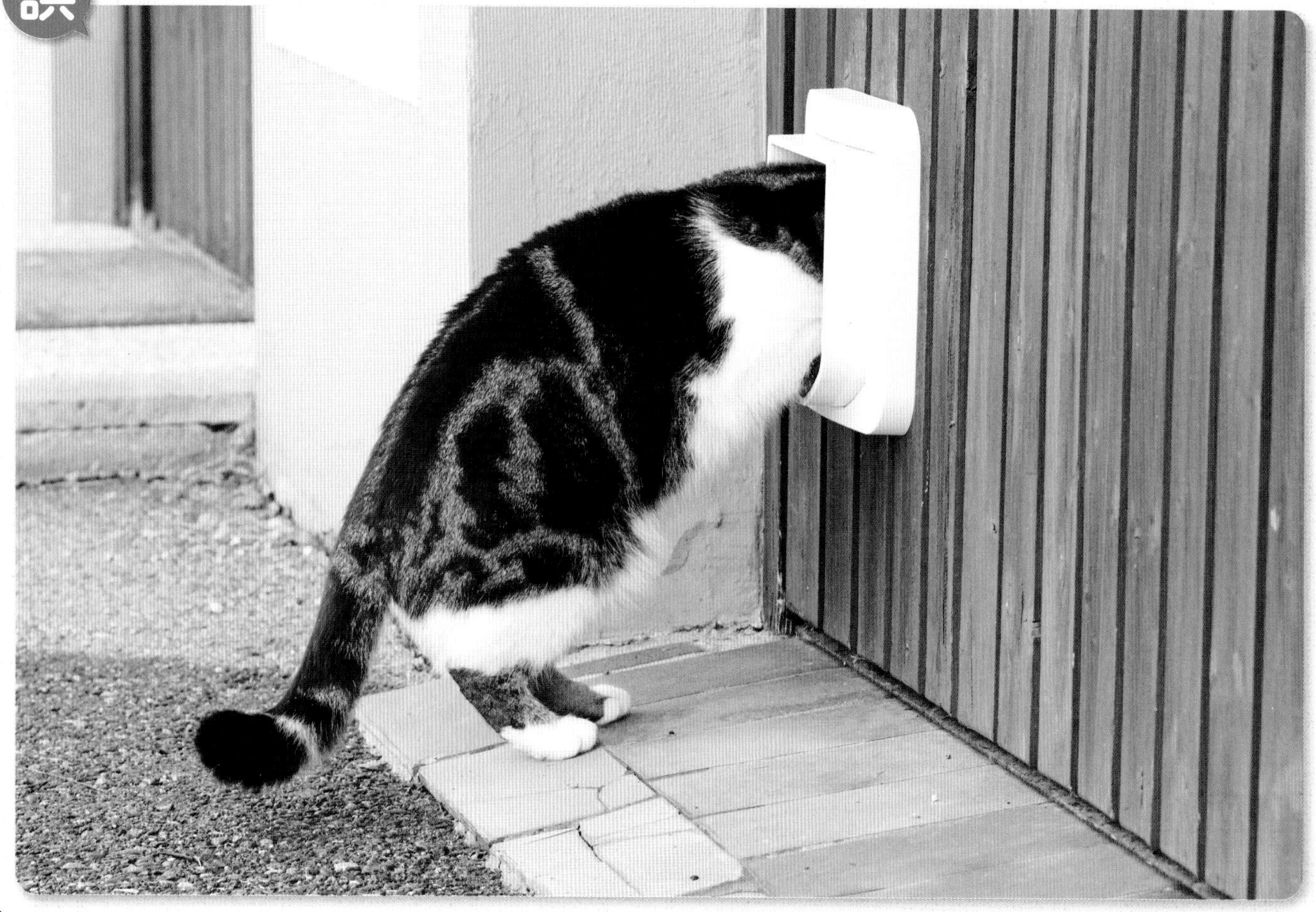

➡解答は68ページ

35 成功ねこ

ホウキを浮かせる呪文
やっとできたー!!

1分で見つけた数	個
全部見つけるまでの時間	分　秒

正

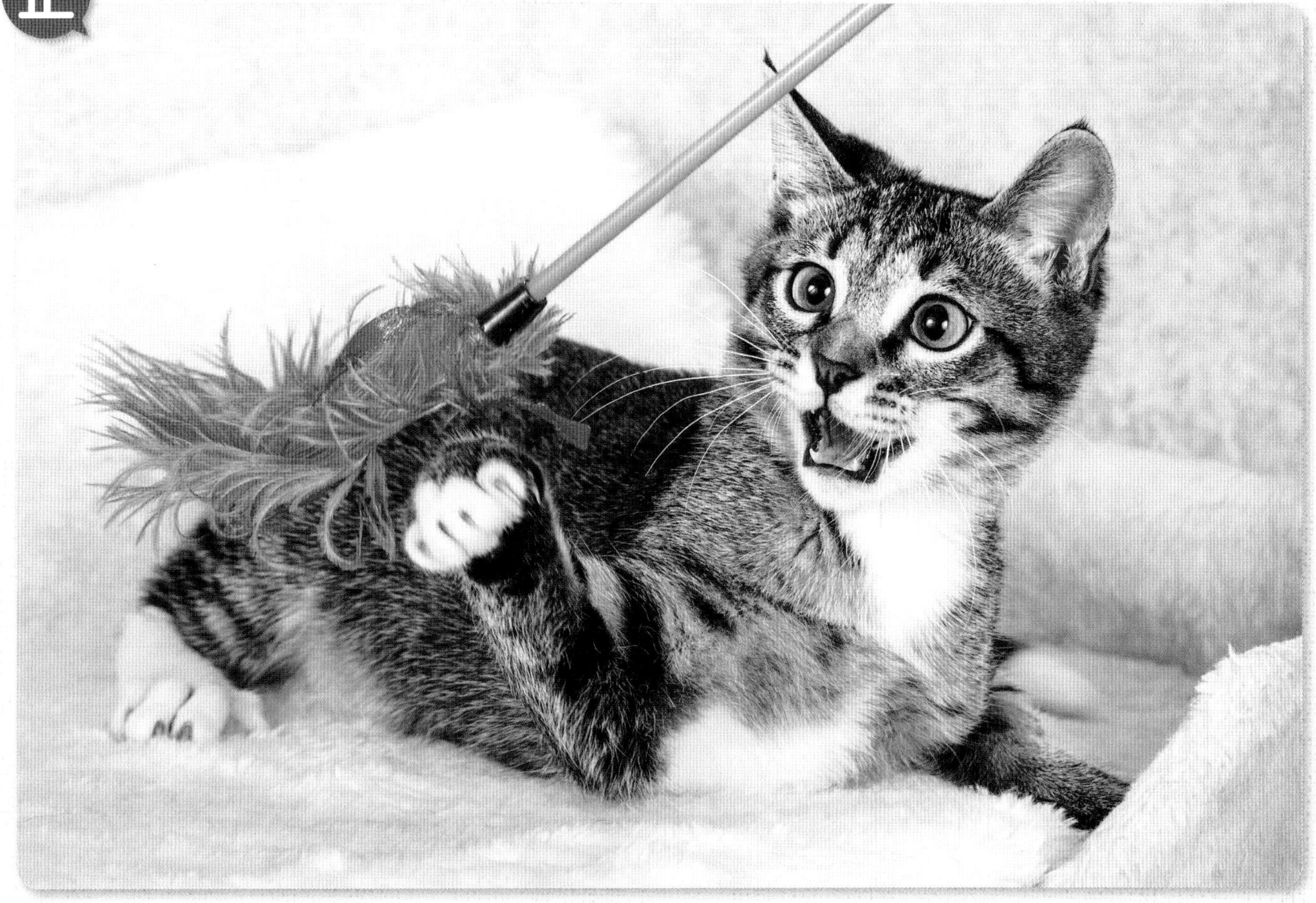

誤 まちがいは５つ。１分で探してにゃ。

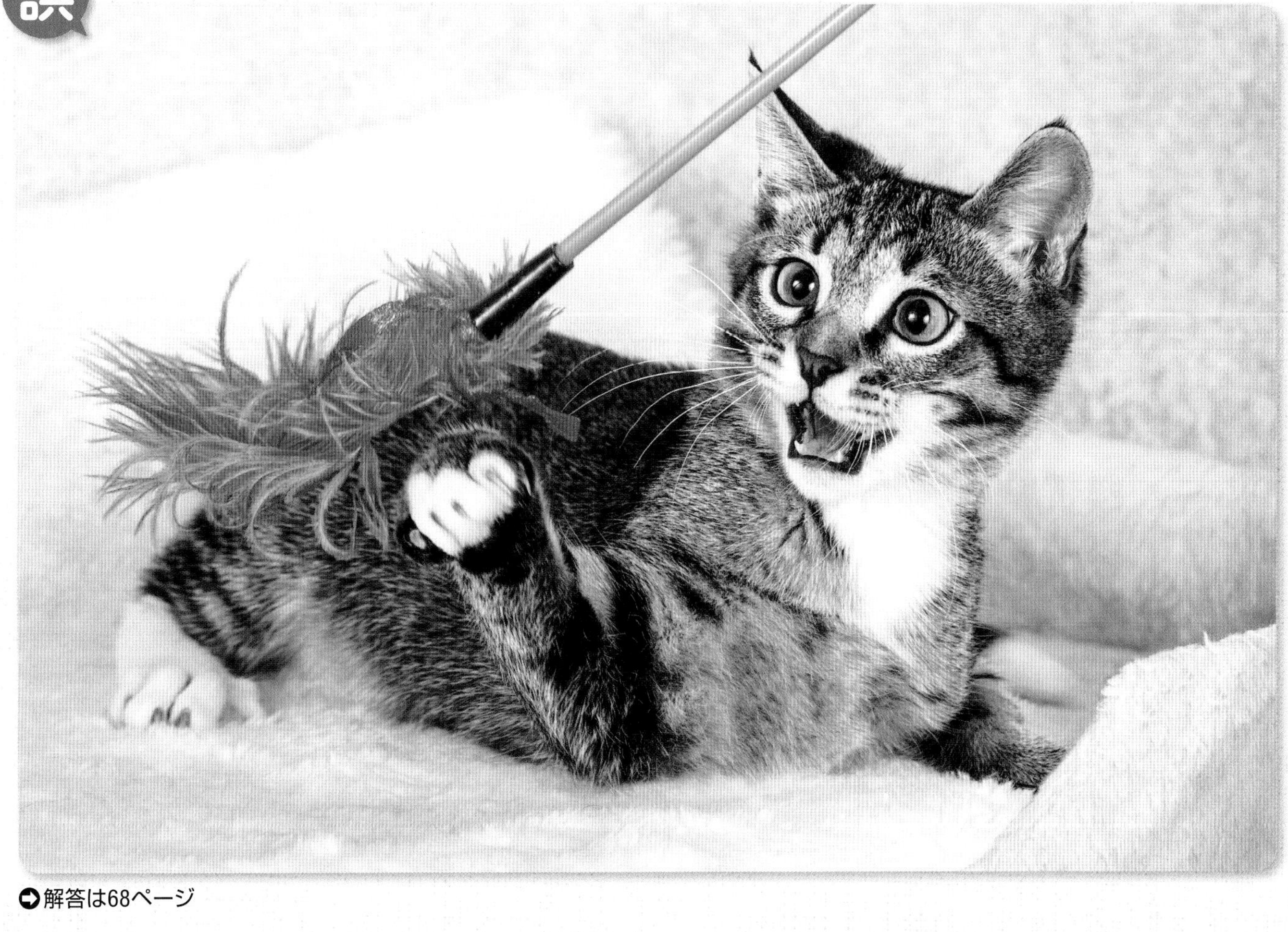

➡解答は68ページ

36 にゃんこ三兄弟

1分で見つけた数	個
全部見つけるまでの時間	分　秒

正

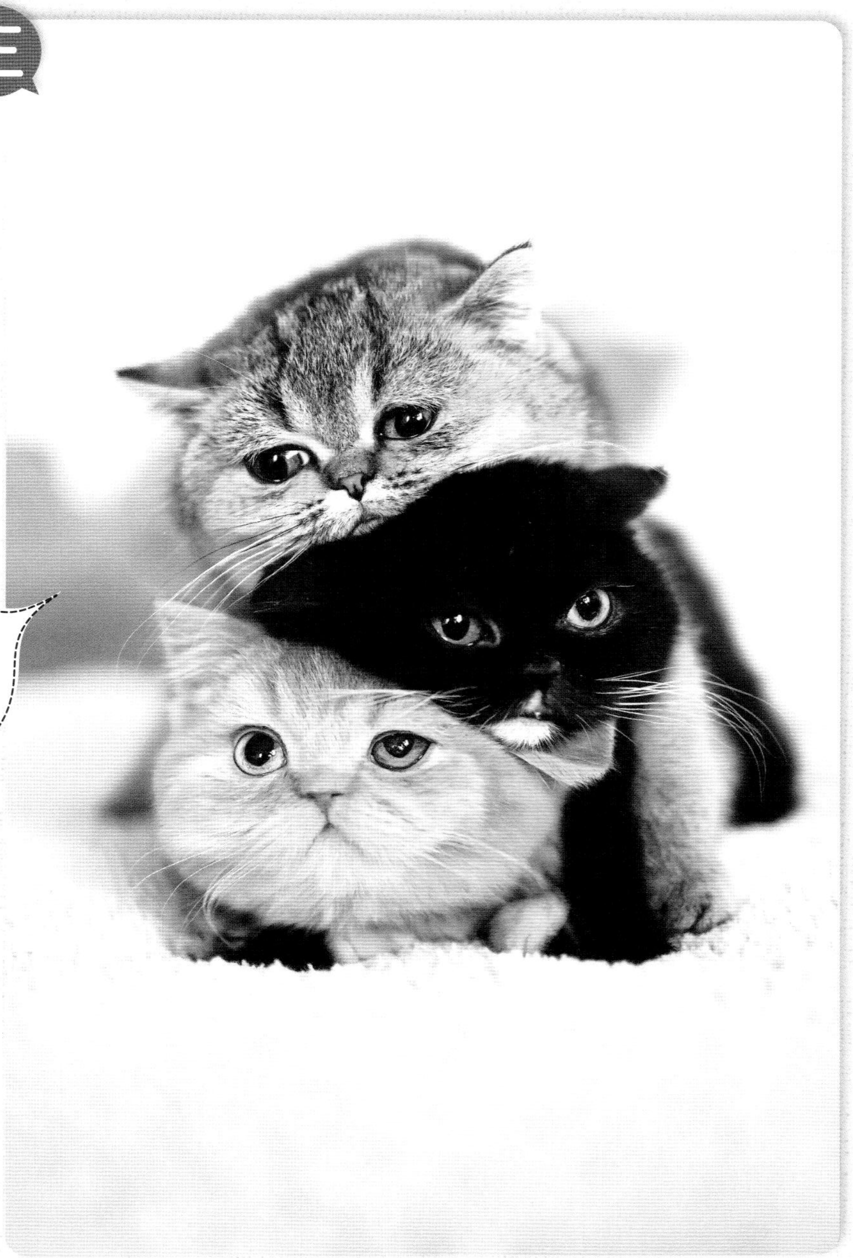

みそ、黒ゴマ、
…ボクは
なんだろう？

誤

まちがいは5つ。1分で探してにゃ。

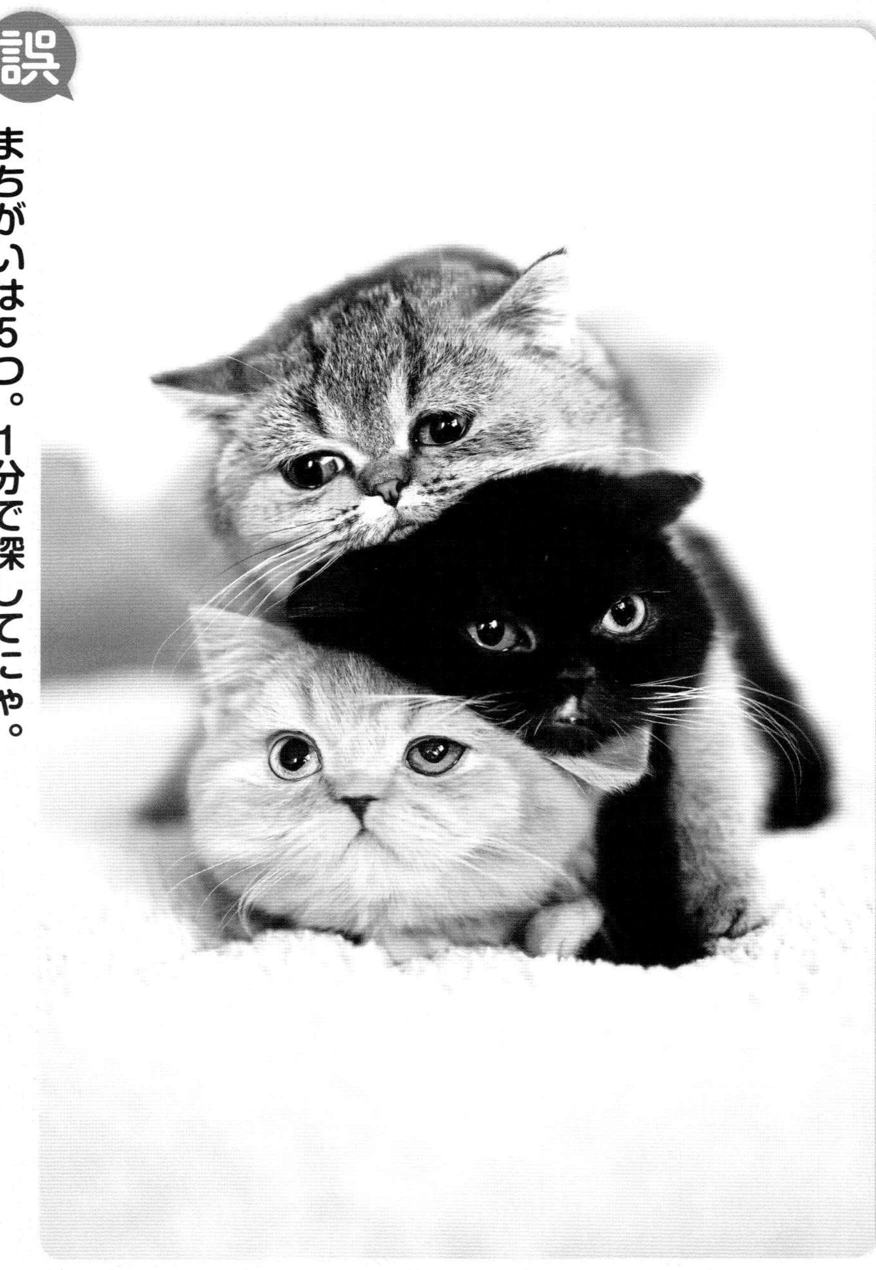

➡解答は68ページ

37 発見ねこ

お。あんなとこに
この間なくした
おもちゃ発見

1分で見つけた数	個
全部見つけるまでの時間	分　秒

正

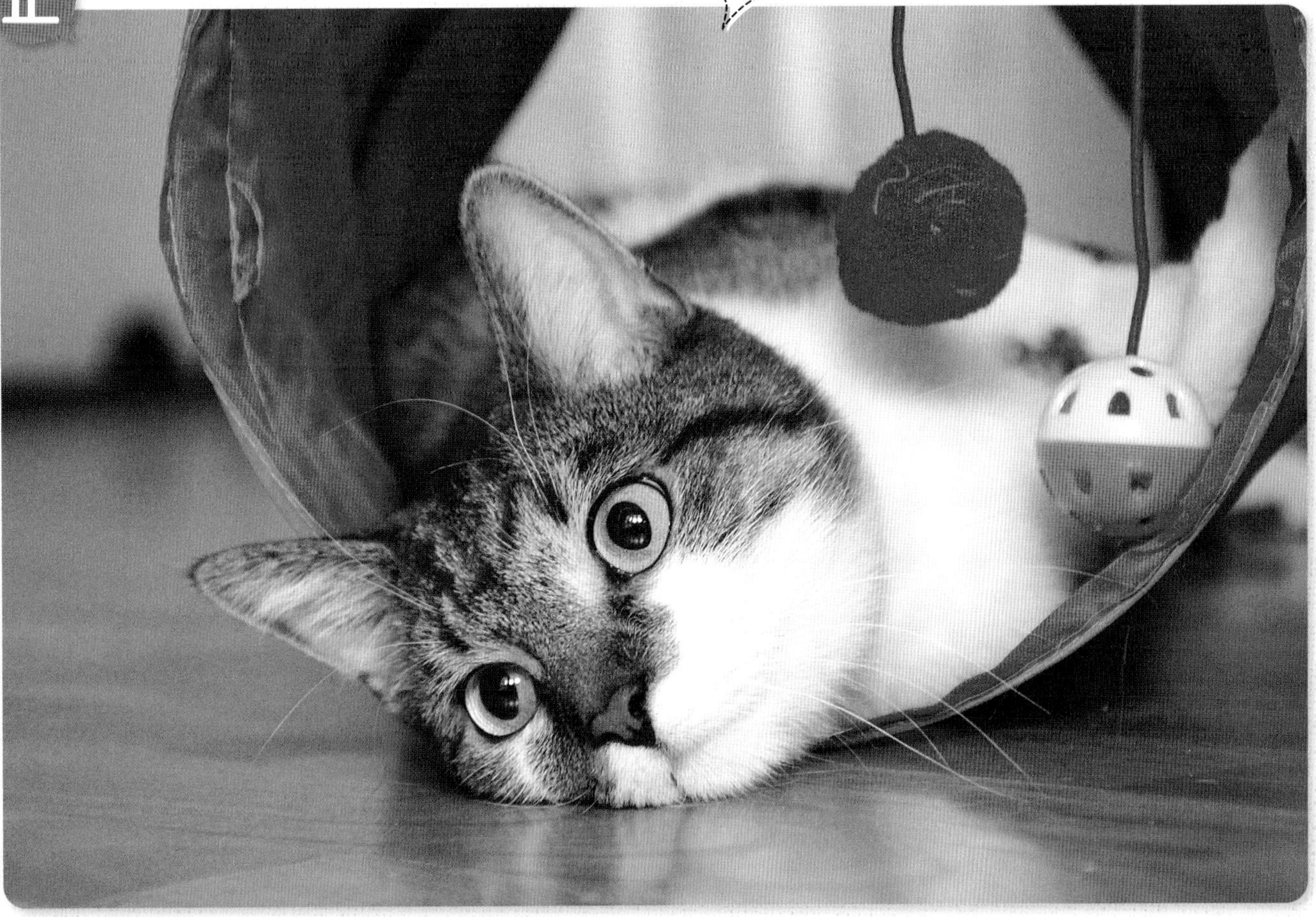

誤　まちがいは５つ。１分で探してにゃ。

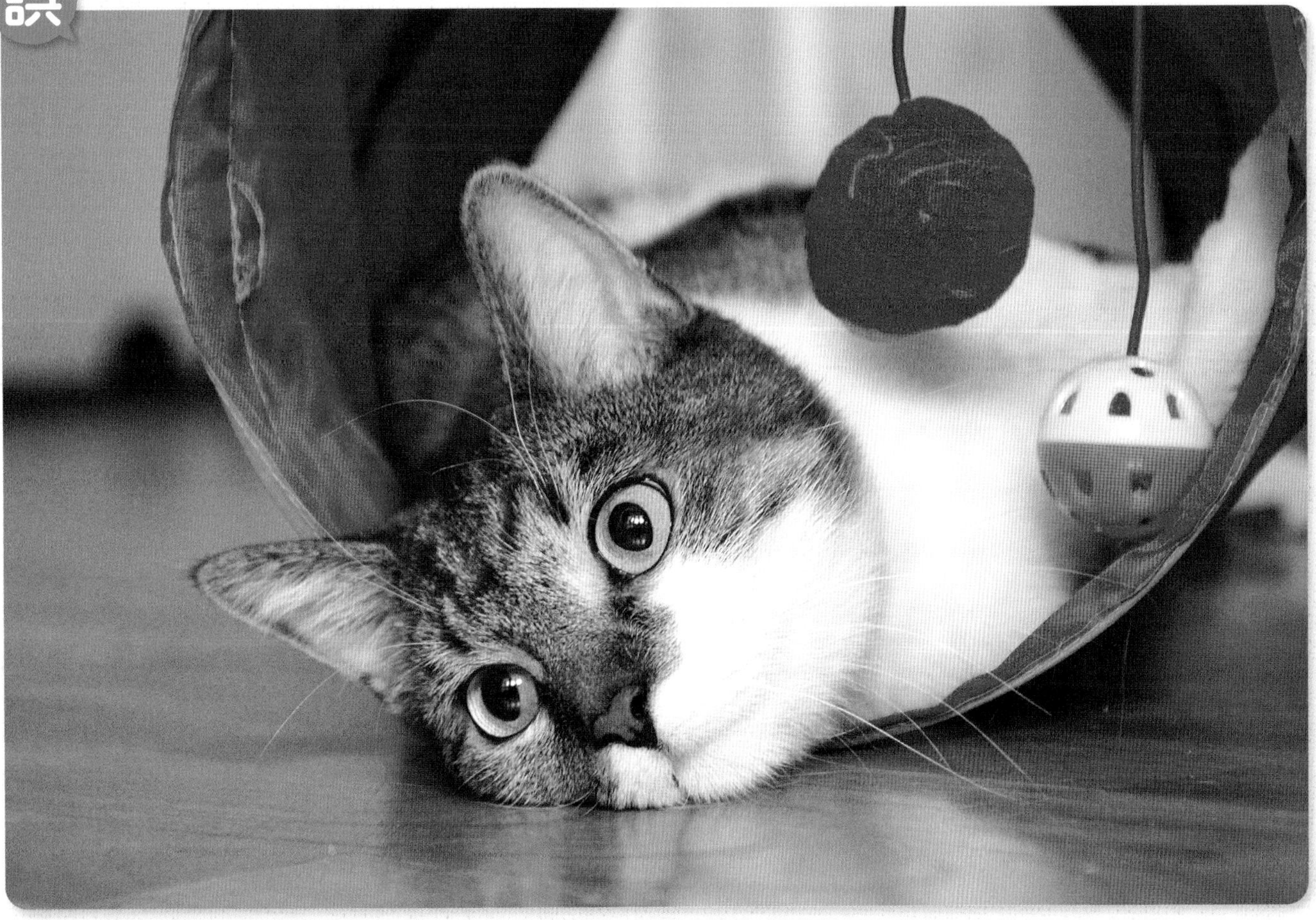

➡解答は68ページ

38 旅じたくねこ

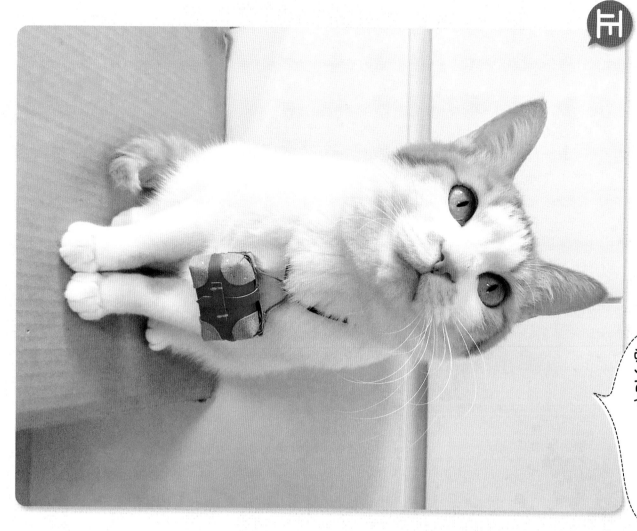

あの、さすがにお弁当が
ちょっと小さすぎだと
思うにゃ

1分で見つけた数	個
全部見つけるまでの時間	分　秒

正

誤

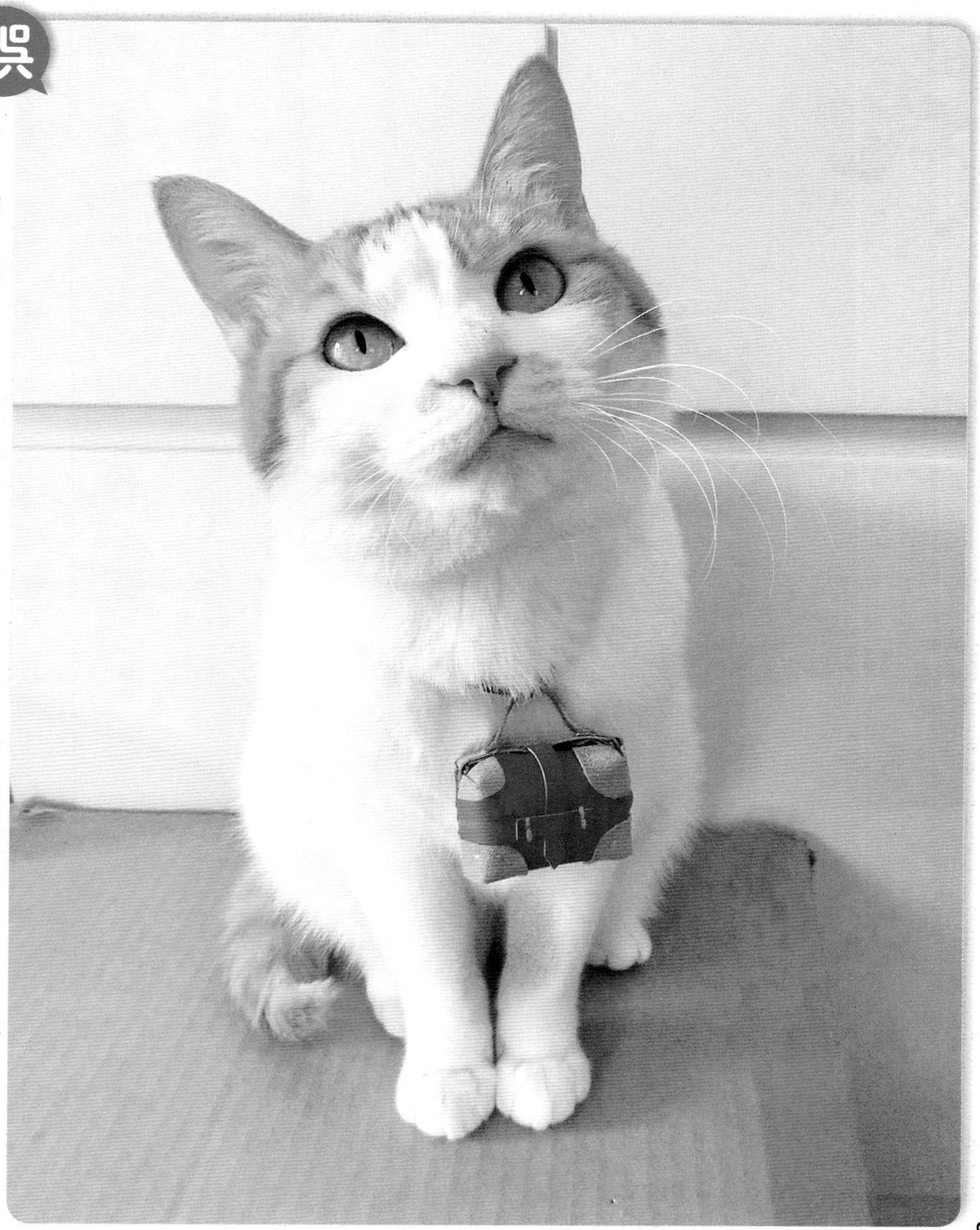

まちがいは5つ。1分で探してにゃ。

解答は68ページ

39 パズルねこ

残念。ここに入るピースは
ボクじゃないですにゃ

1分で見つけた数	個
全部見つけるまでの時間	分　秒

正

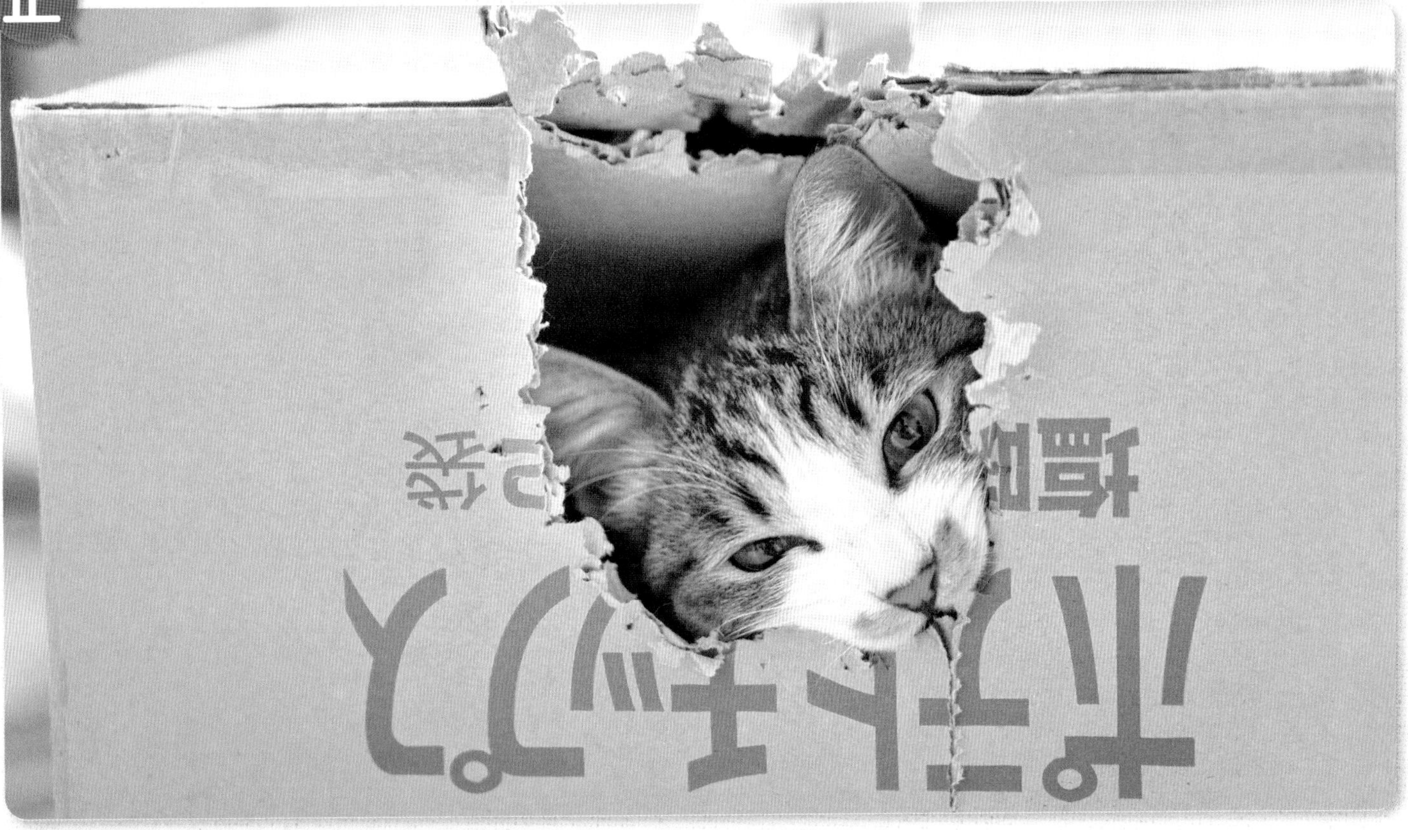

誤　まちがいは５つ。１分で探してにゃ。

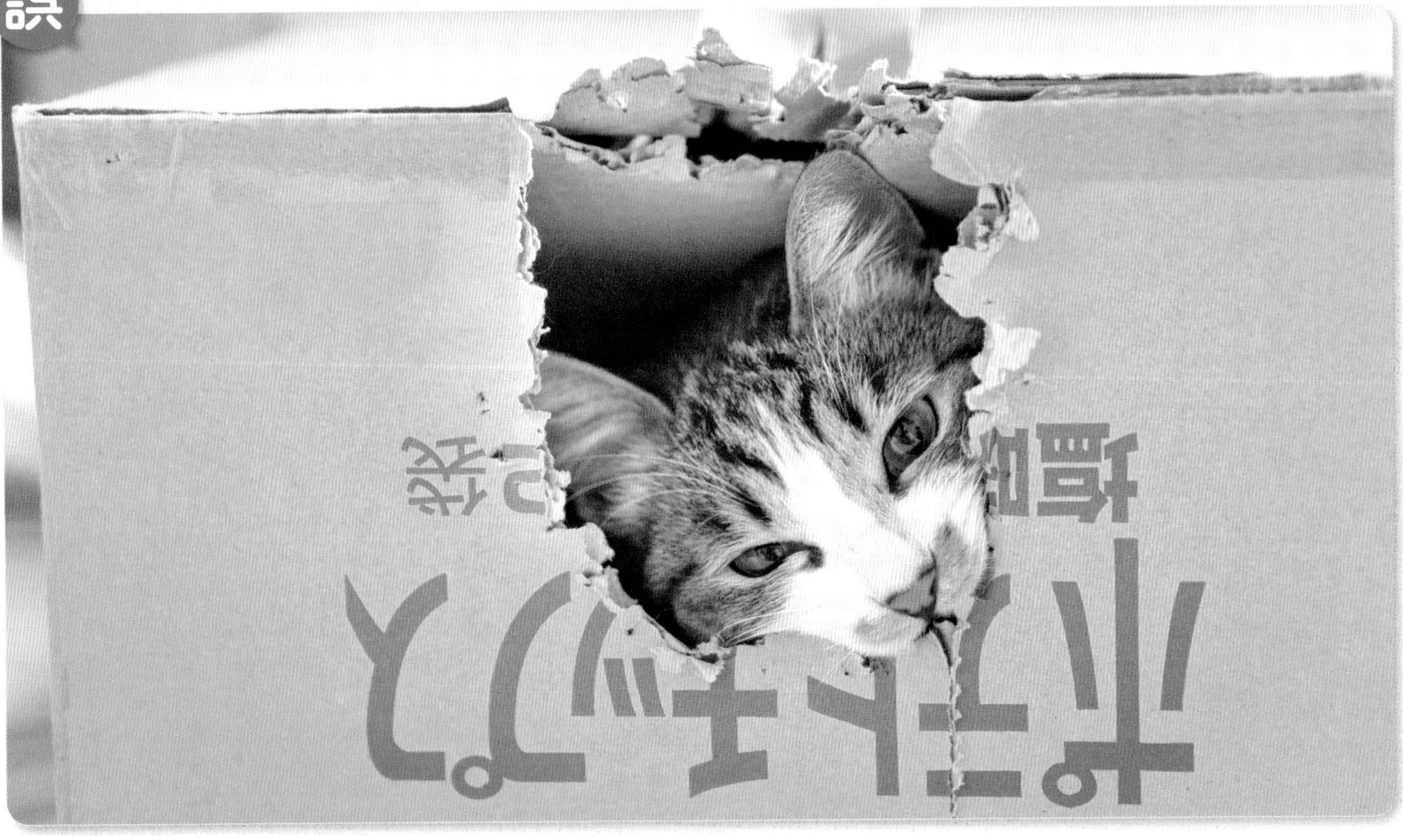

➡解答は69ページ

40 カメラ写りねこ

ねぇ、かわいく撮れた？
ほんと？
ちょっとカメラ見せて

1分で見つけた数	個
全部見つけるまでの時間	分　秒

正

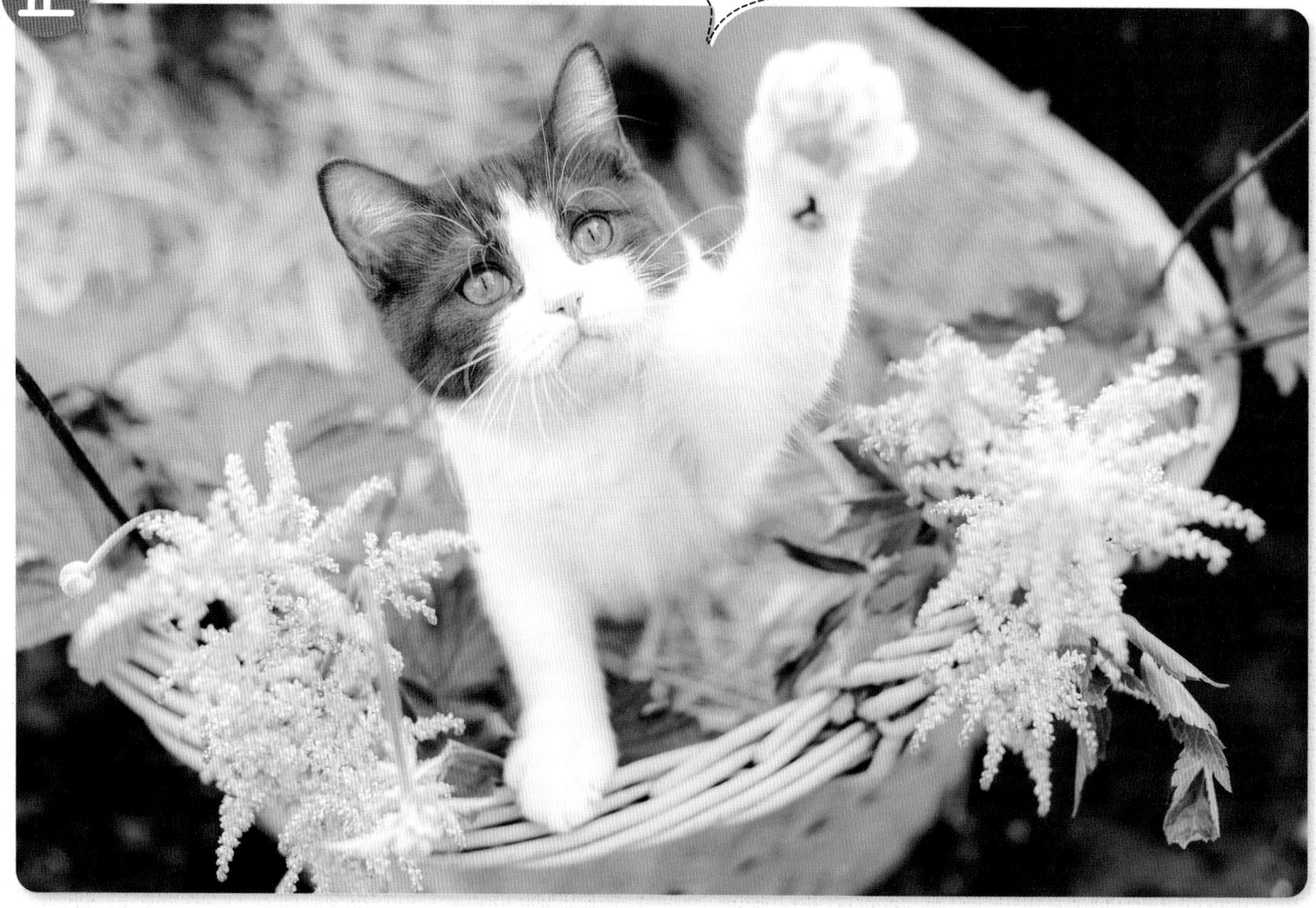

誤　まちがいは5つ。1分で探してにゃ。

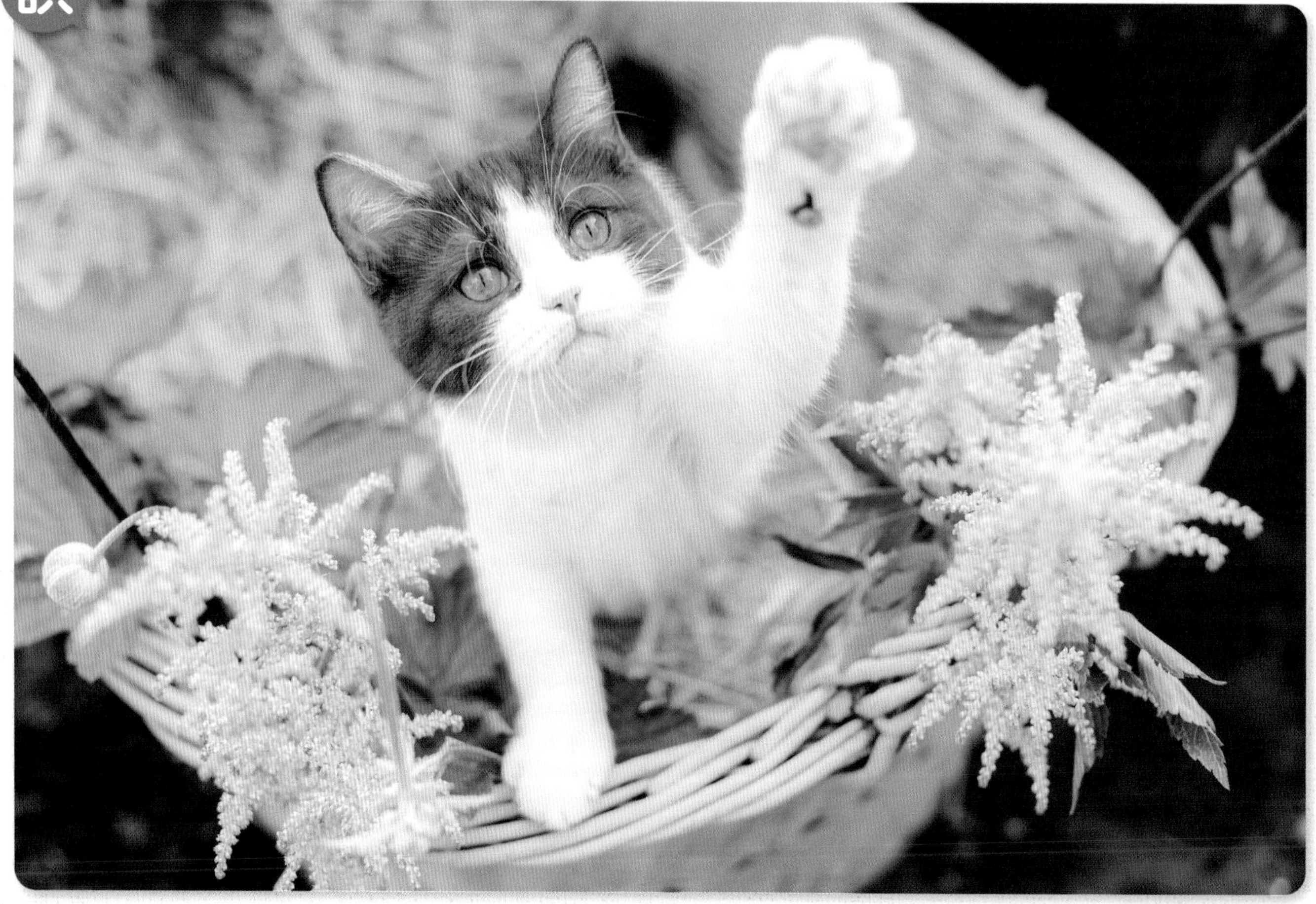

➡解答は69ページ

41 有名人ねこ

プライベート中は
カメラやめてくださいよ

1分で見つけた数	個
全部見つけるまでの時間	分　秒

正

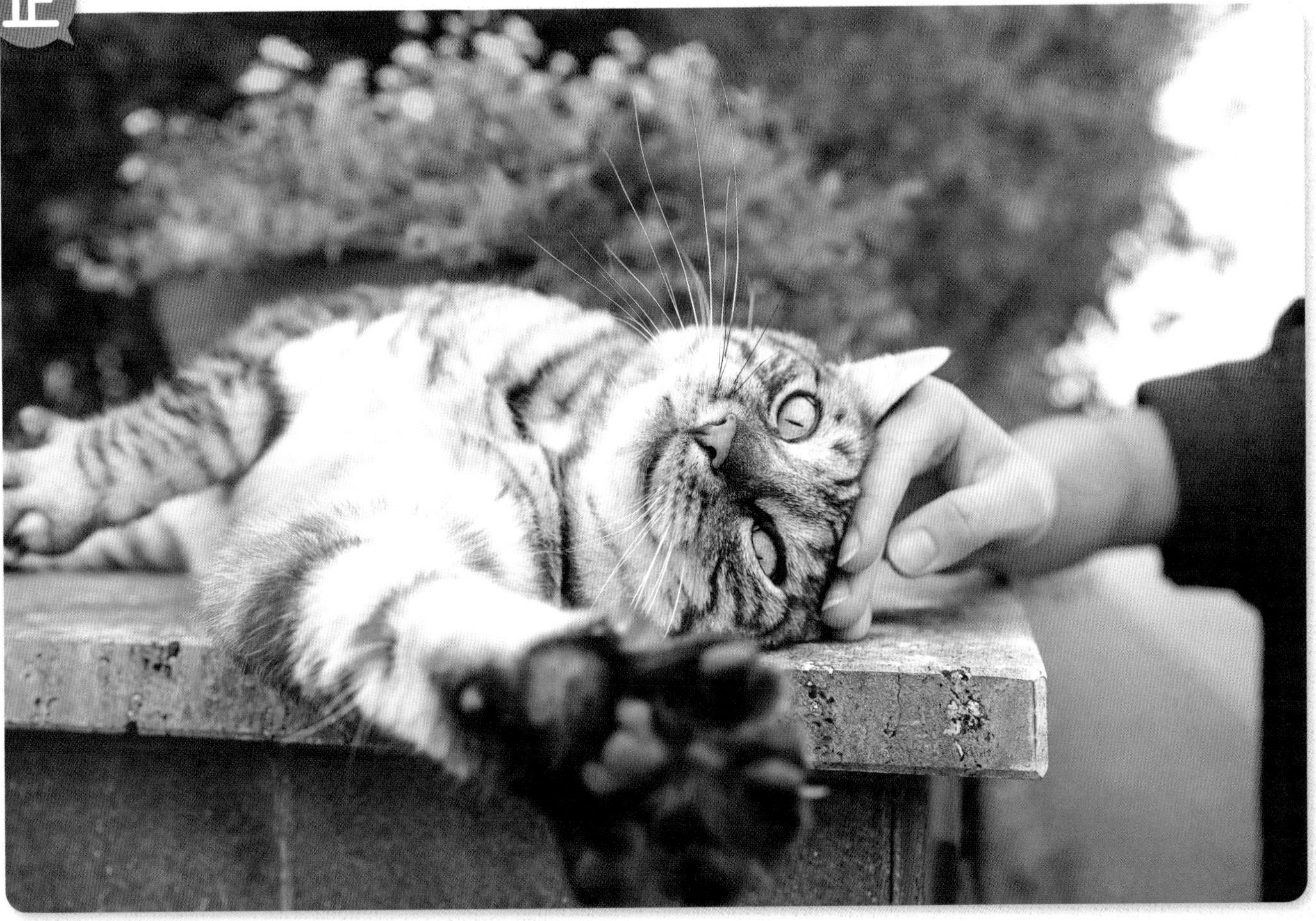

誤　まちがいは５つ。１分で探してにゃ。

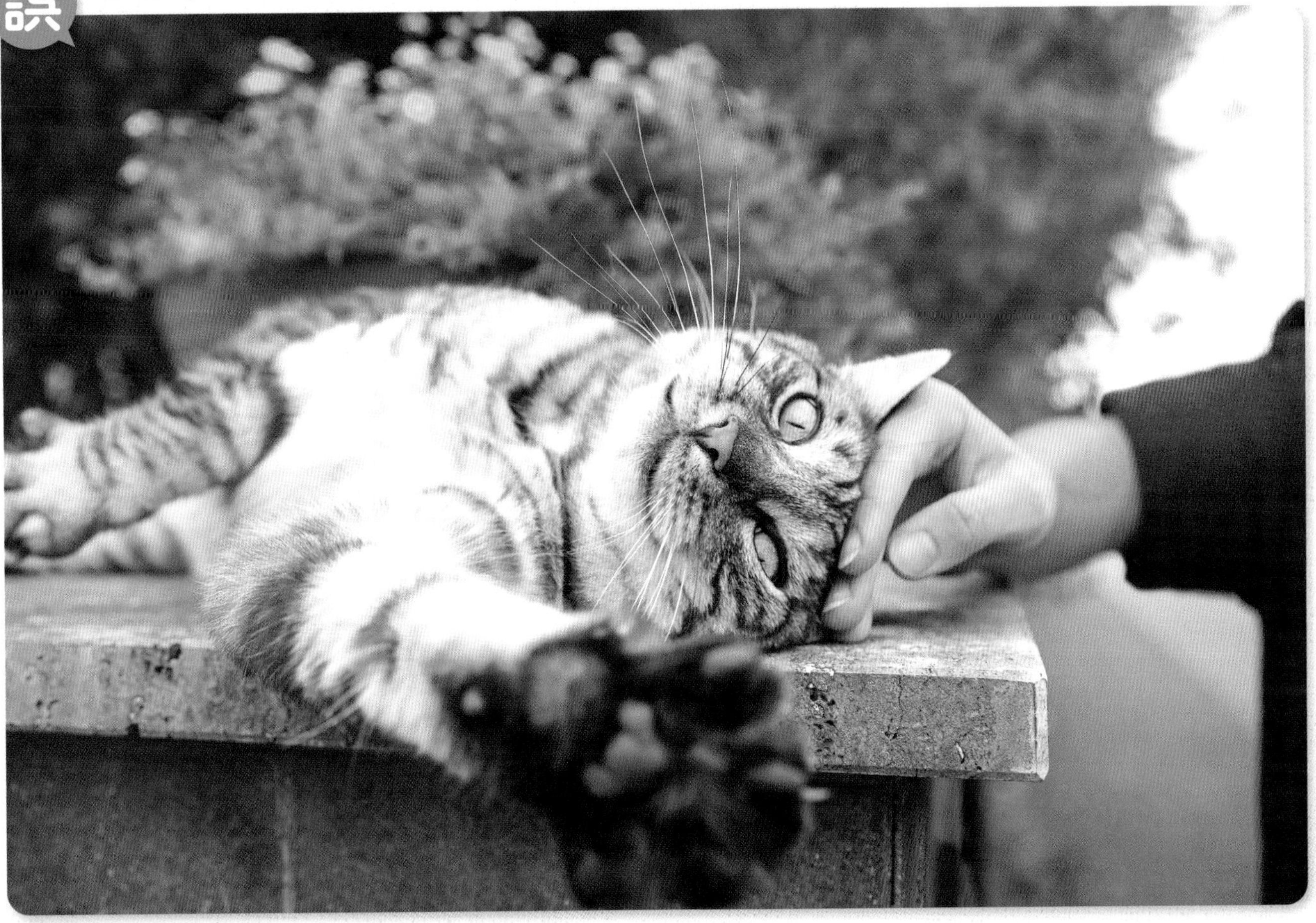

➡解答は69ページ

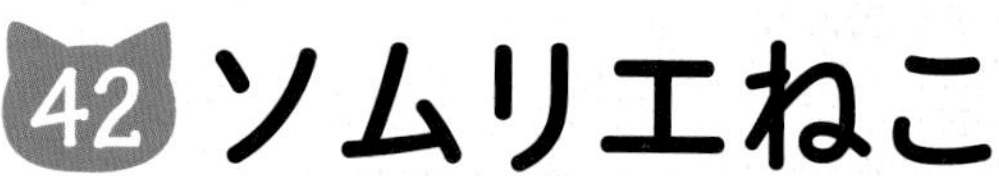

ふむ、
ここのねこじゃらしは
舌ざわりがいい…

1分で見つけた数	個
全部見つけるまでの時間	分　秒

正

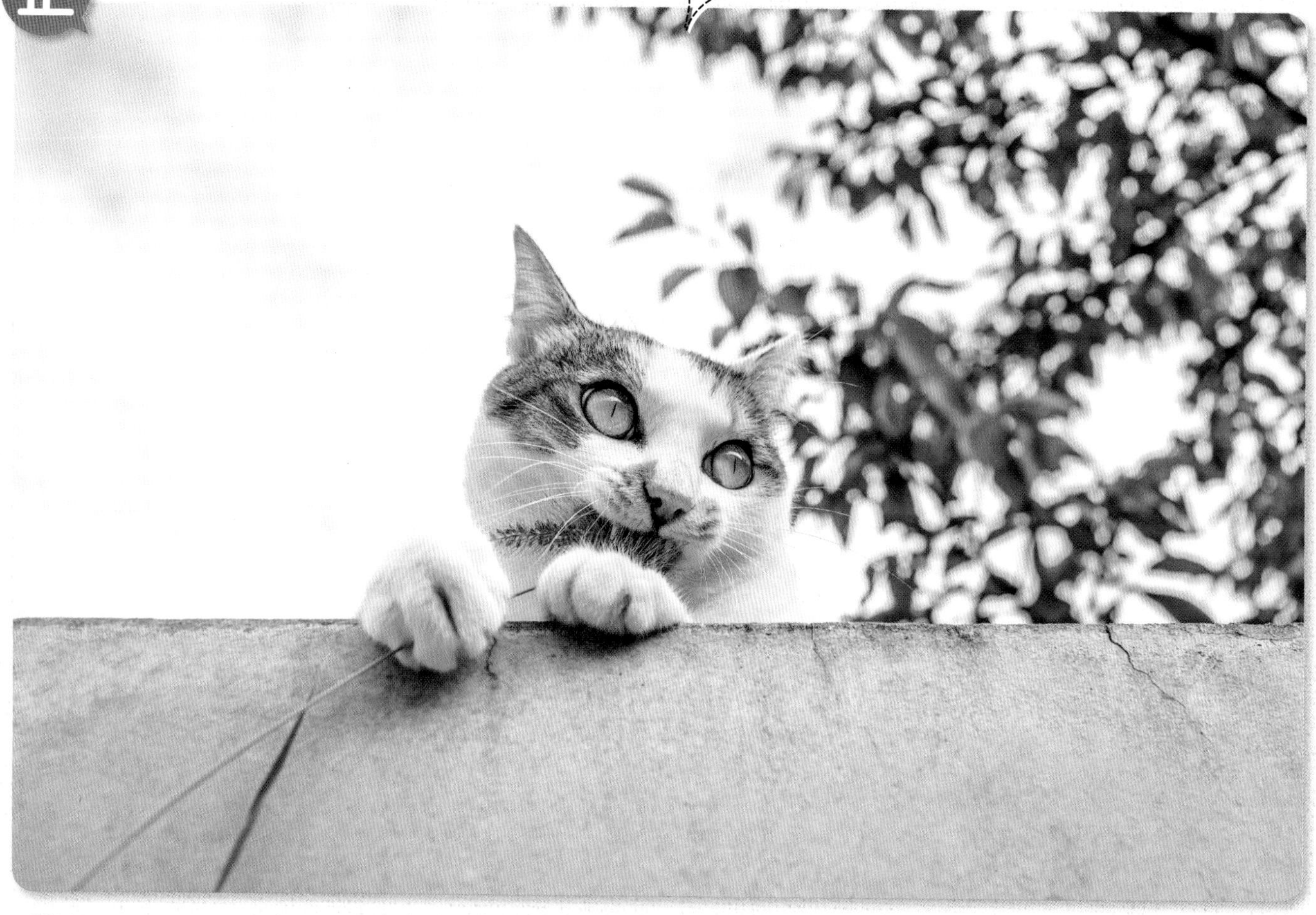

誤　まちがいは５つ。１分で探してにゃ。

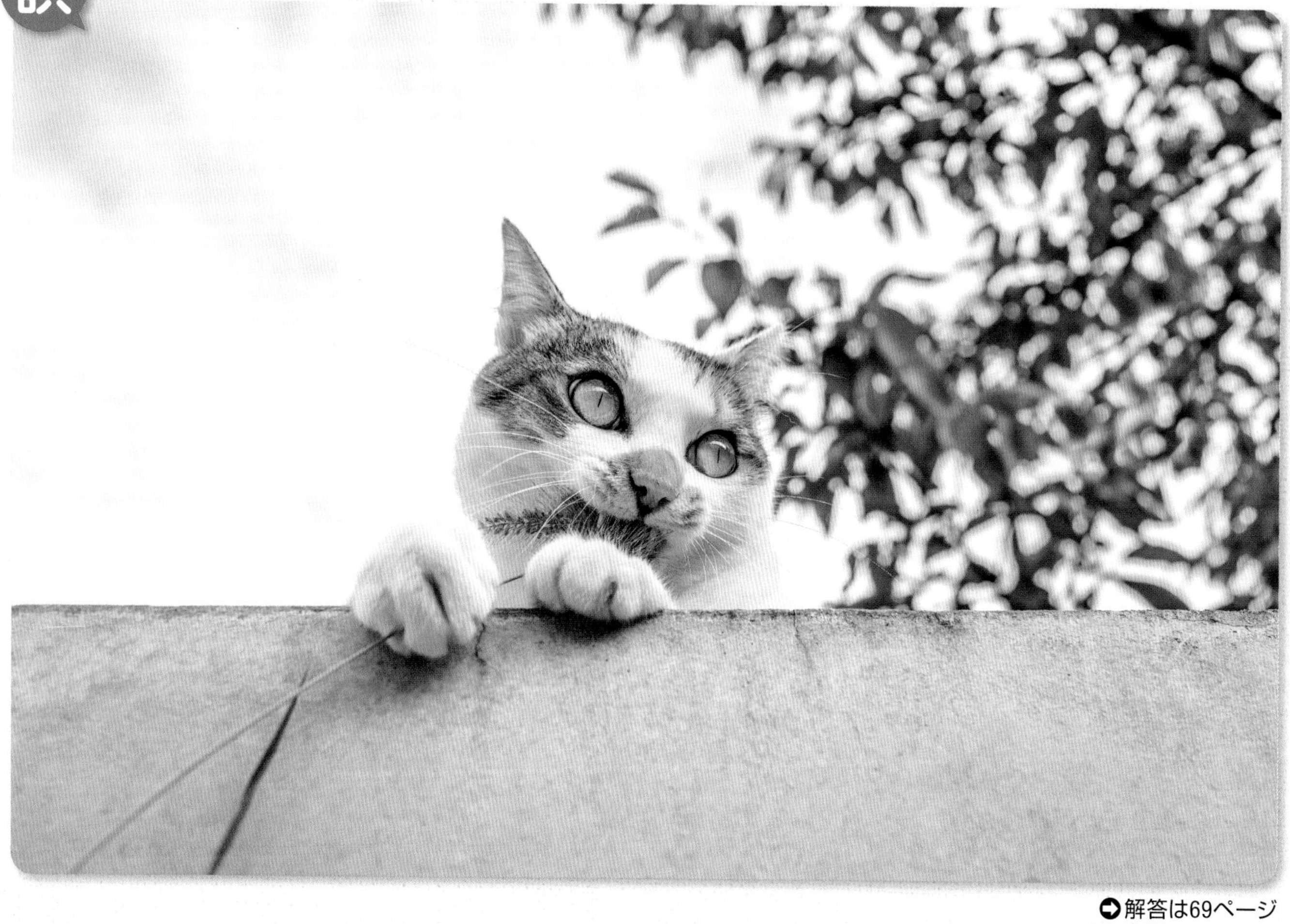

➡解答は69ページ

43 種まきねこ

待ち遠しいにゃ

正

まだ芽が
出ないにゃ

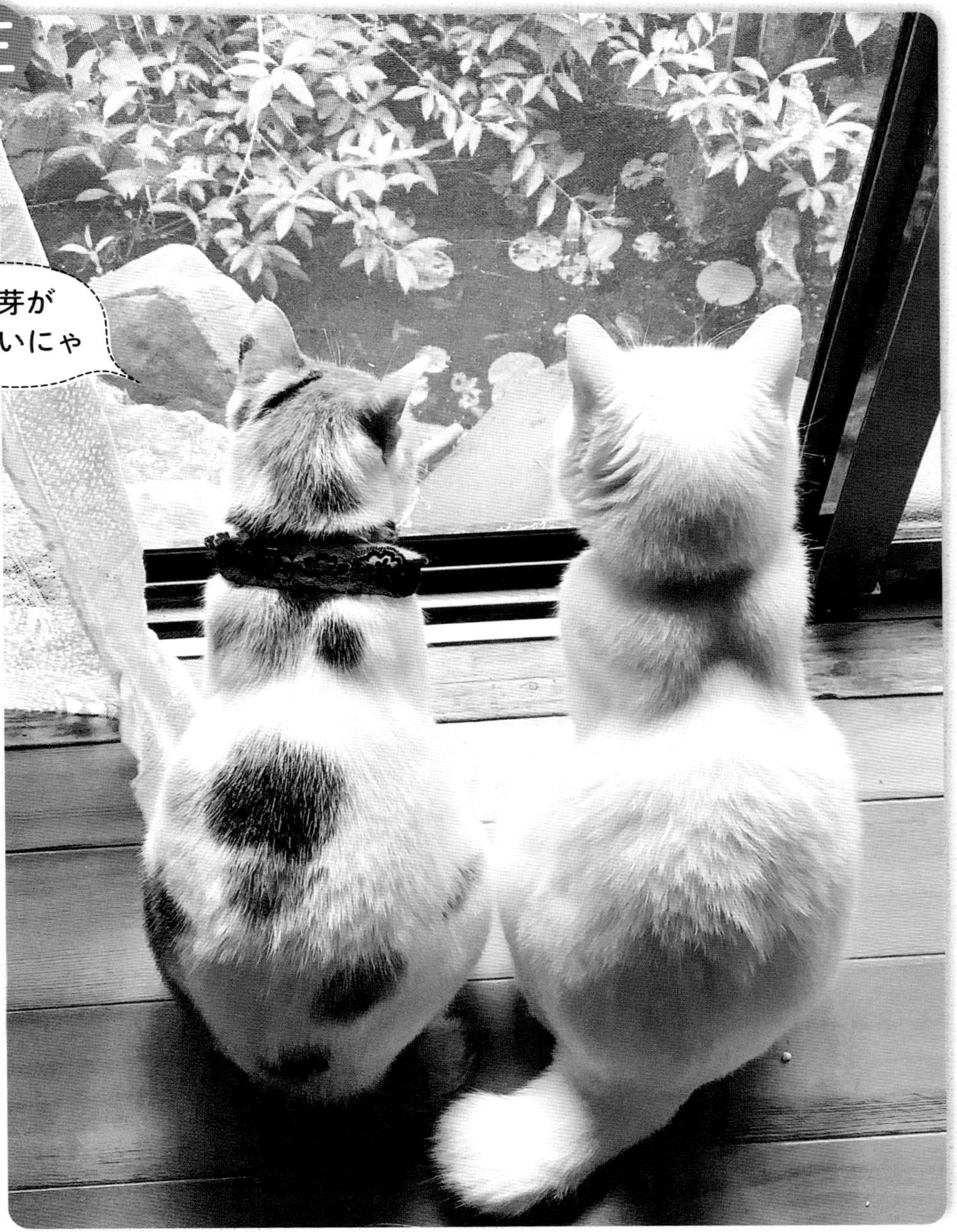

誤

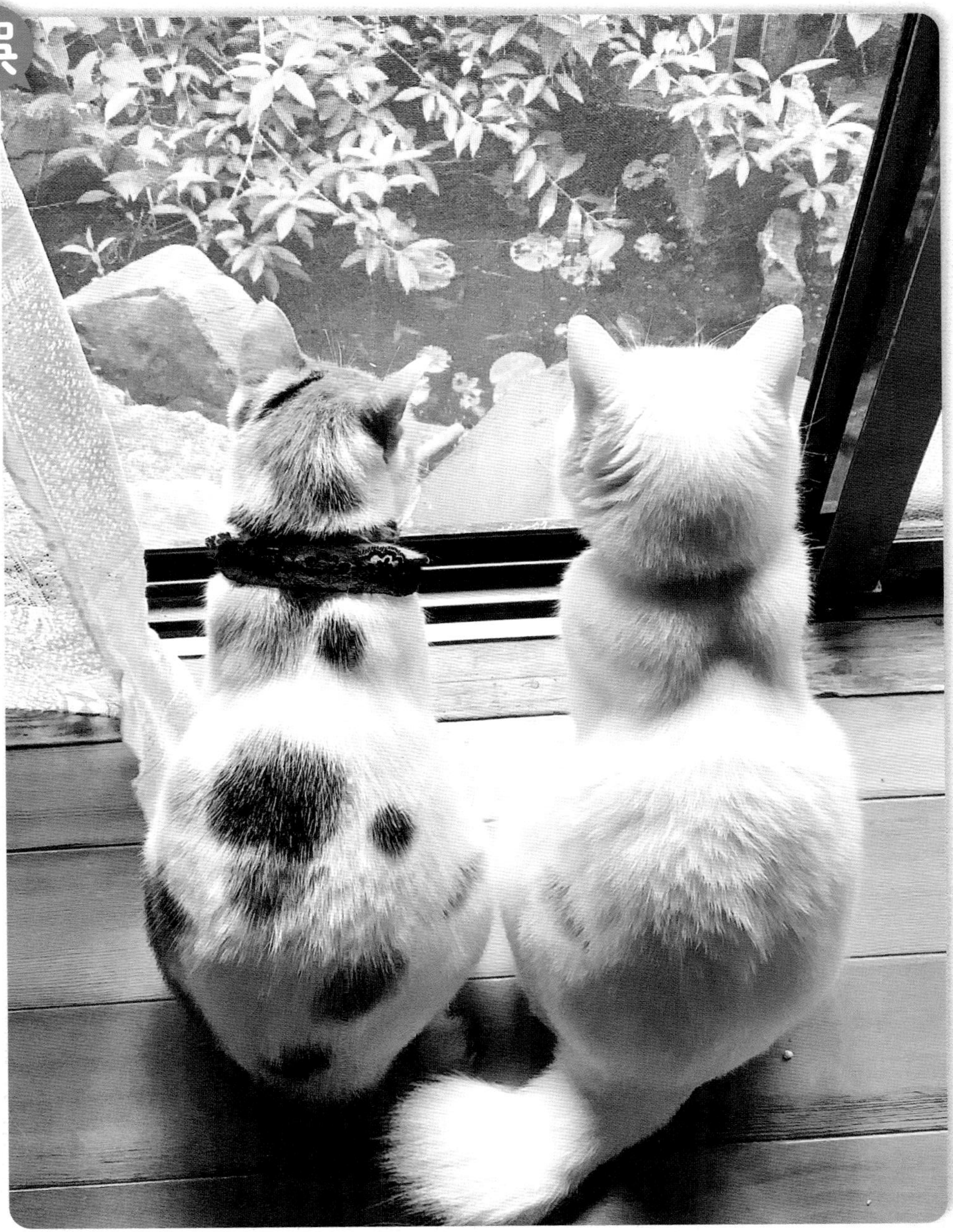

まちがいは5つ。1分で探してにゃ。

1分で見つけた数	個
全部見つけるまでの時間	分 秒

➡ 解答は69ページ

44 ぽやぽやねこ

今日もいっぱい
遊んだから
眠くなってきたにゃ

1分で見つけた数	個
全部見つけるまでの時間	分　秒

正

誤

まちがいは5つ。1分で探してにゃ。

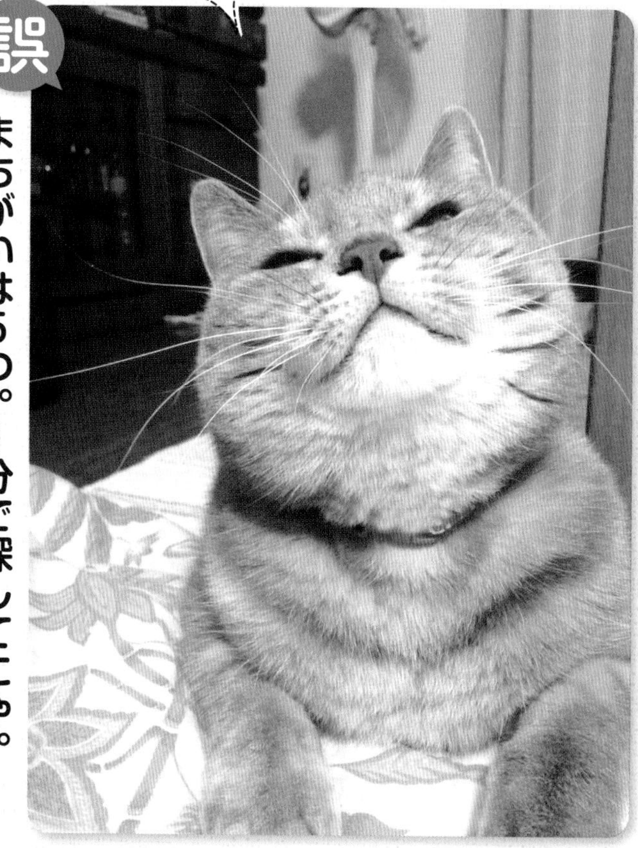

神奈川県／たかぽーさんちのメイちゃん

➡解答は69ページ

45 考えるねこ

ハチさんと遊んだら
ご飯食べて、
お昼寝して、ツメとぎ…。
今日も忙しいわね

1分で見つけた数	個
全部見つけるまでの時間	分　秒

正

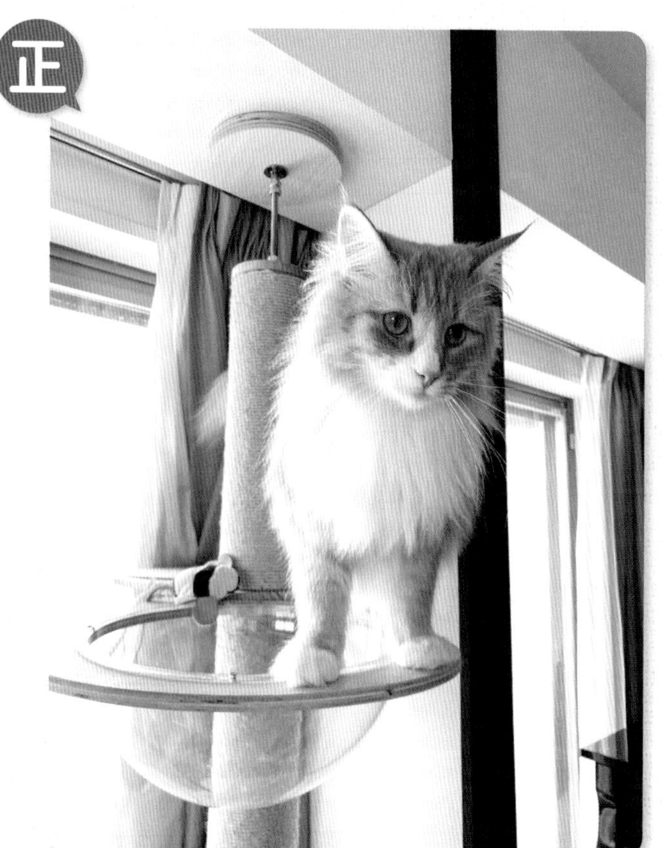

誤

まちがいは5つ。1分で探してにゃ。

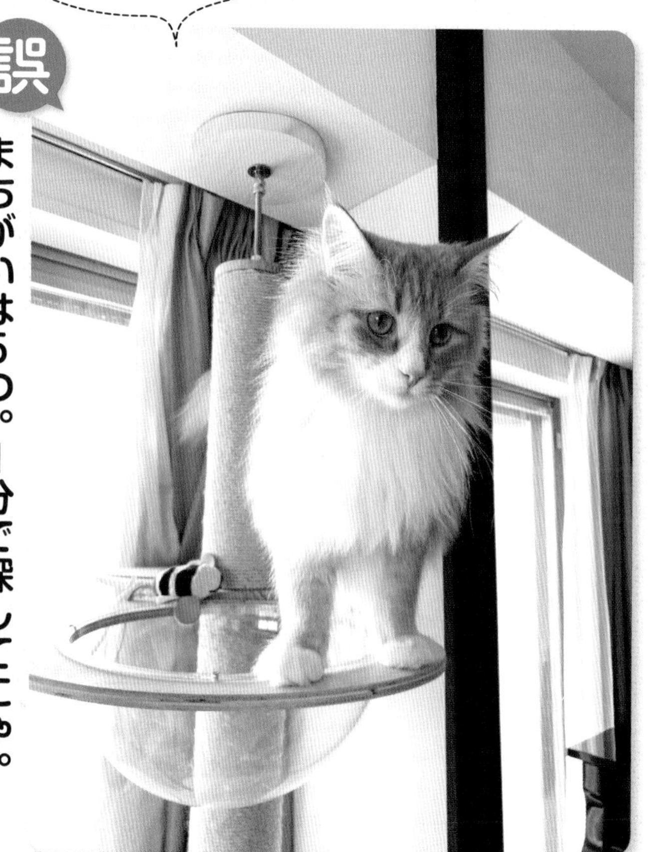

千葉県／鈴木正子さんちのバロンくん

➡解答は69ページ

46 カエルねこ

ご、ごしゅじんが…!!
カ、カエルに
なっちまったにゃ…

1分で見つけた数	個
全部見つけるまでの時間	分　秒

正

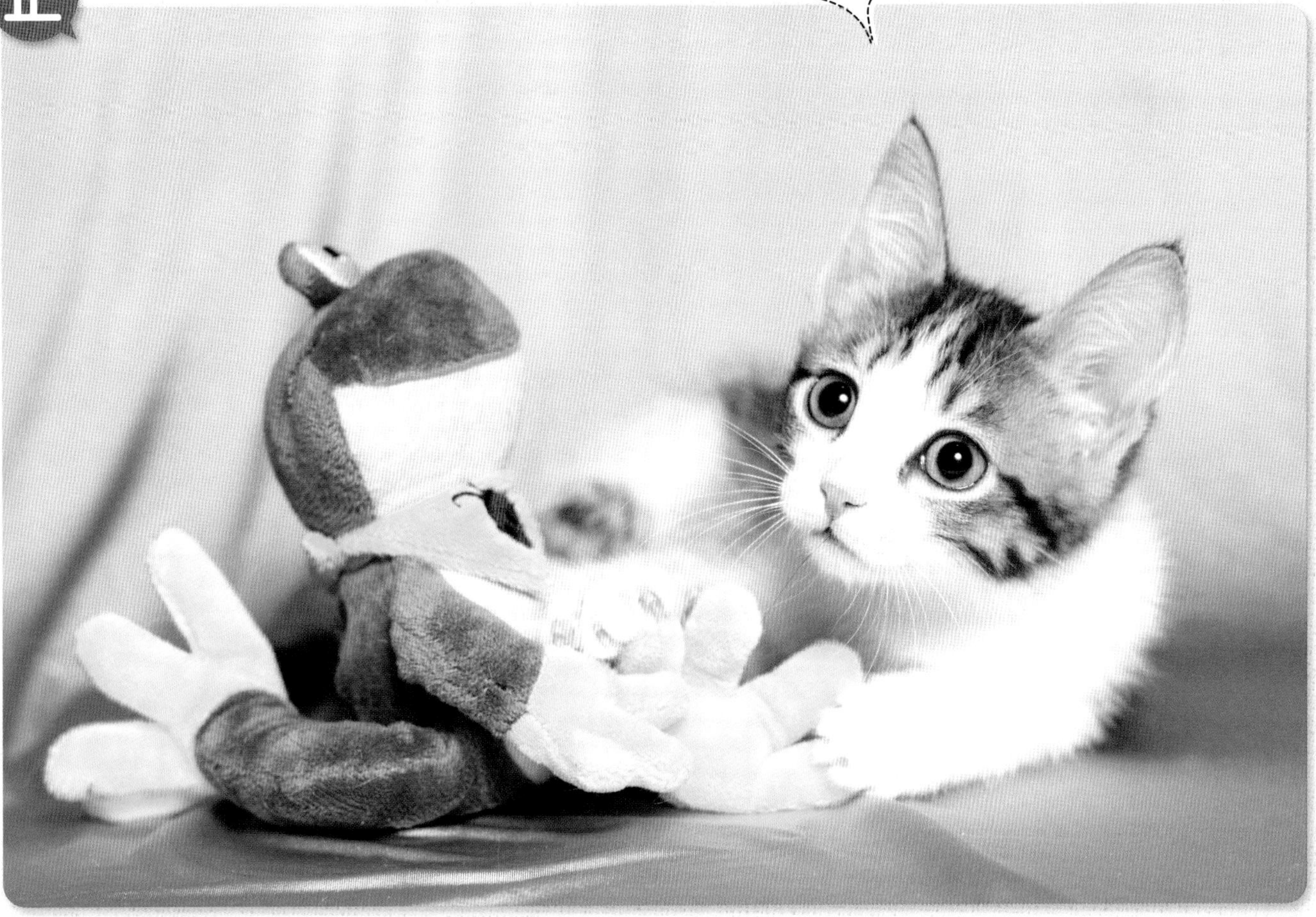

誤　まちがいは 5 つ。1 分で探してにゃ。

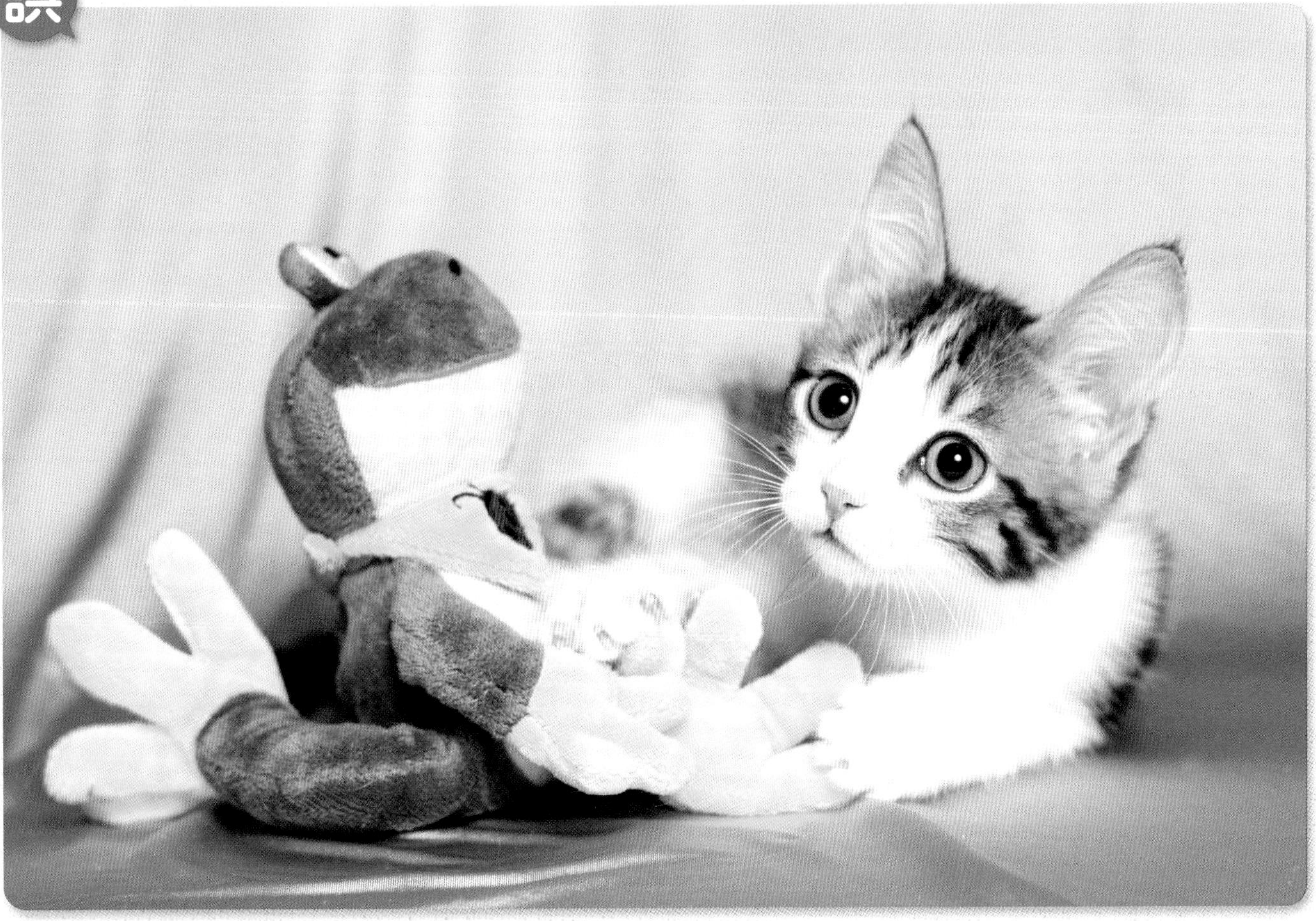

➡解答は70ページ

47 失恋ねこ

1分で見つけた数	個
全部見つけるまでの時間	分　秒

君にはもっといい男がいるさ

先輩、私のことはかわいい後輩にしか見えないんだって…

正

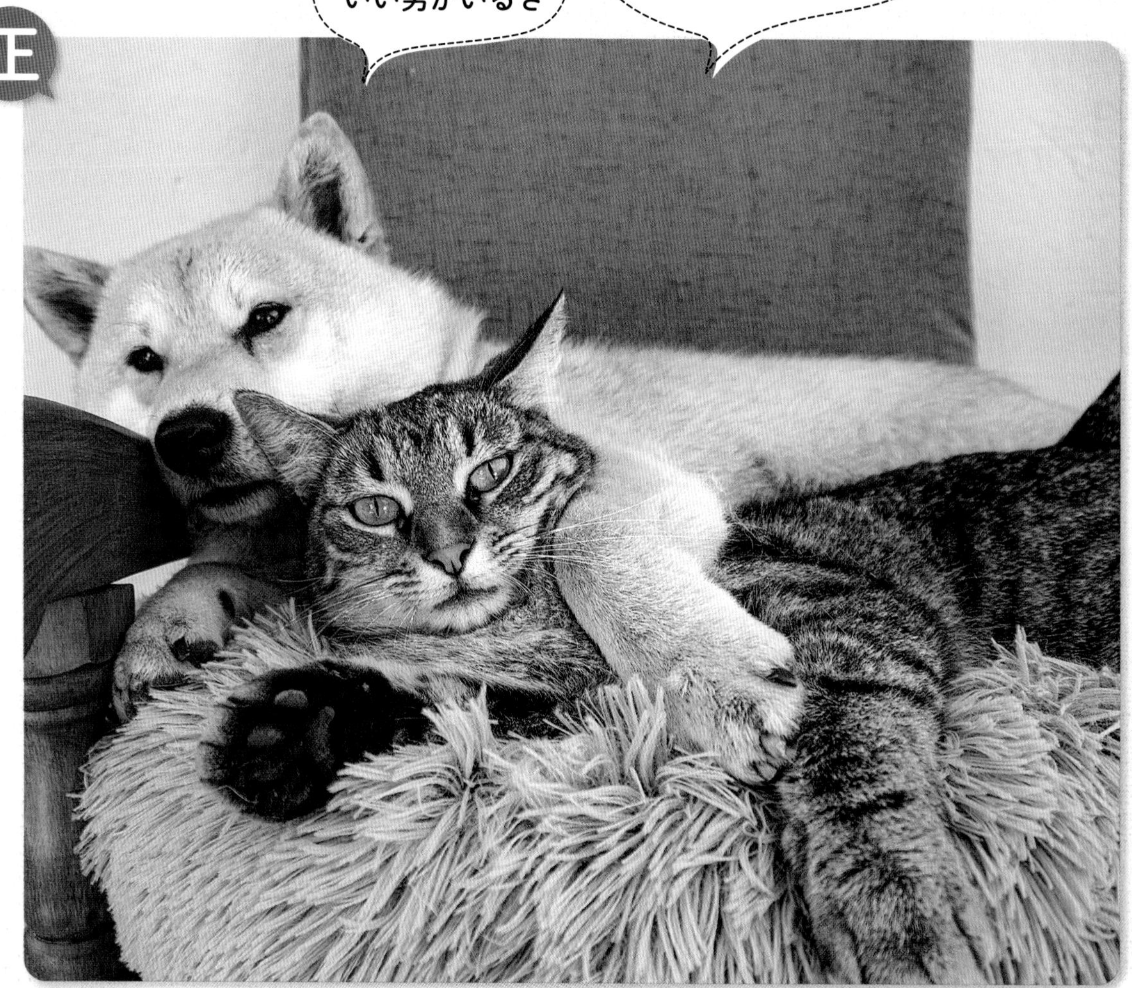

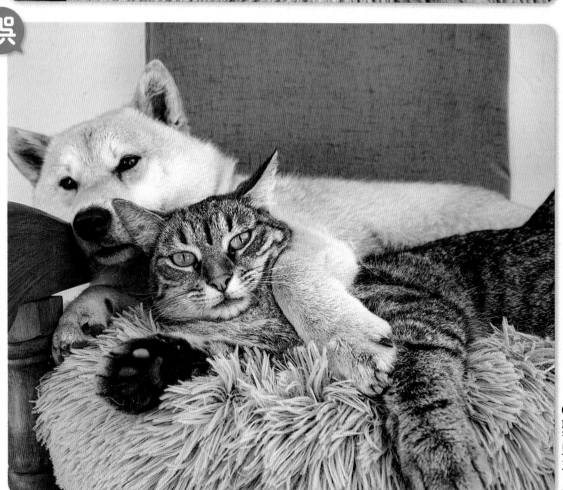

誤

まちがいは5つ。1分で探してにゃ。

➡解答は70ページ

48 念力ねこ

1分で見つけた数	個
全部見つけるまでの時間	分　秒

正

よーし。
やっとここまで
「気」を大きく
できたぞ

誤

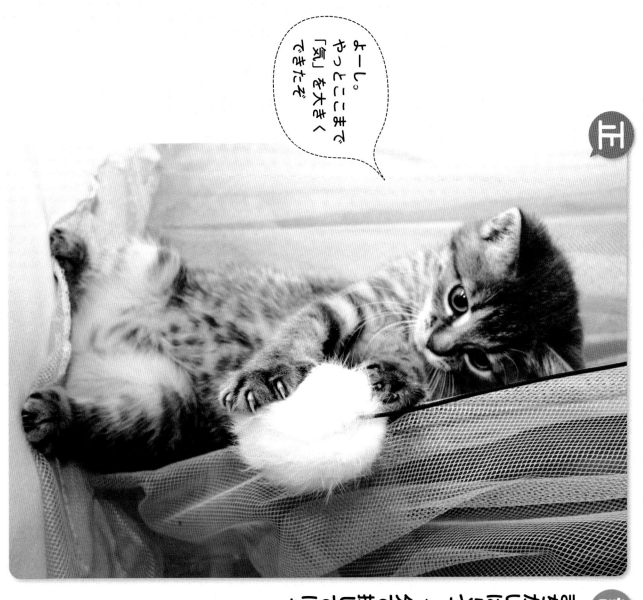

まちがいは5つ。1分で探してにゃ。

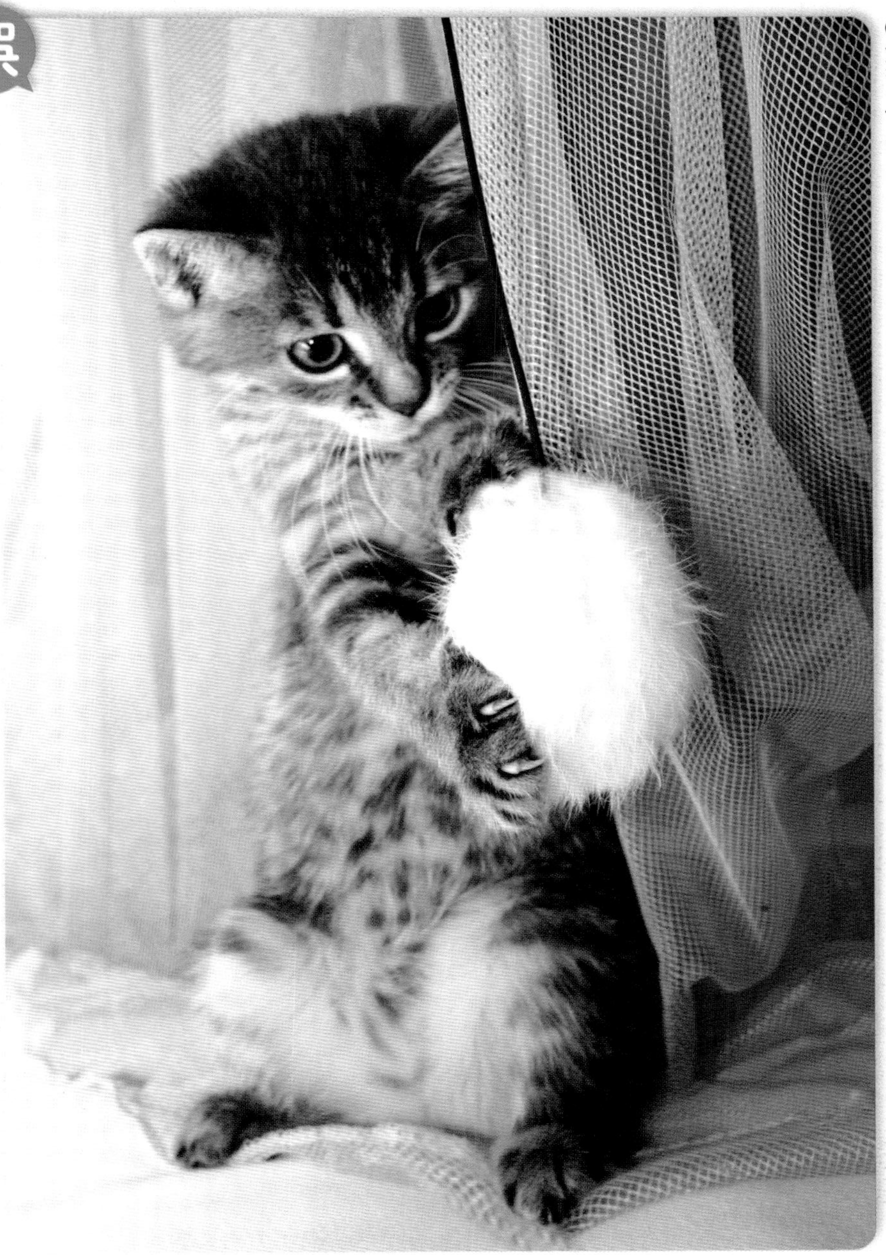

➡解答は70ページ

49 おもちゃ落としたねこ

面倒だから
誰か取りに行って
くれんかにゃ…

1分で見つけた数	個
全部見つけるまでの時間	分　秒

正

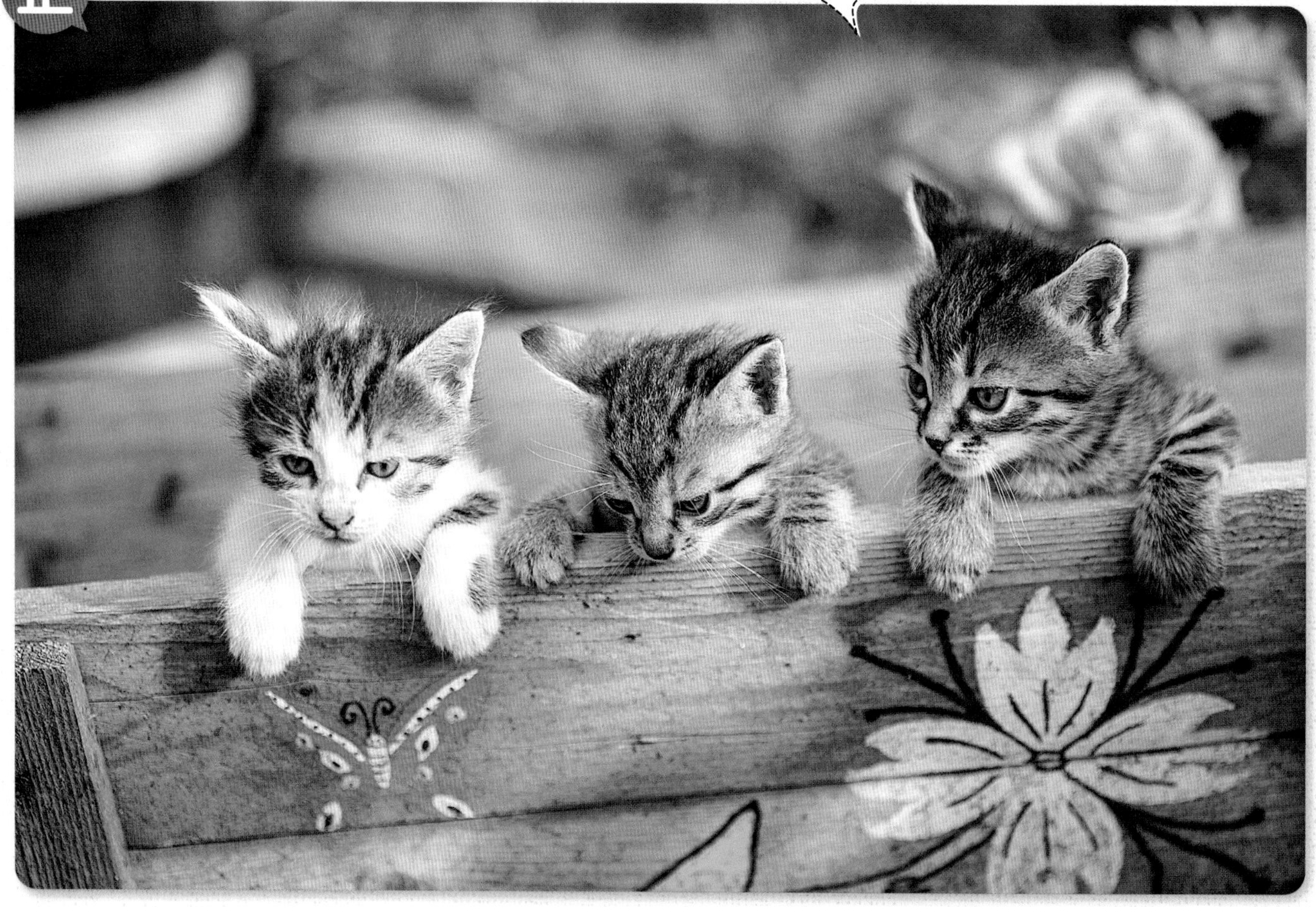

誤 まちがいは５つ。１分で探してにゃ。

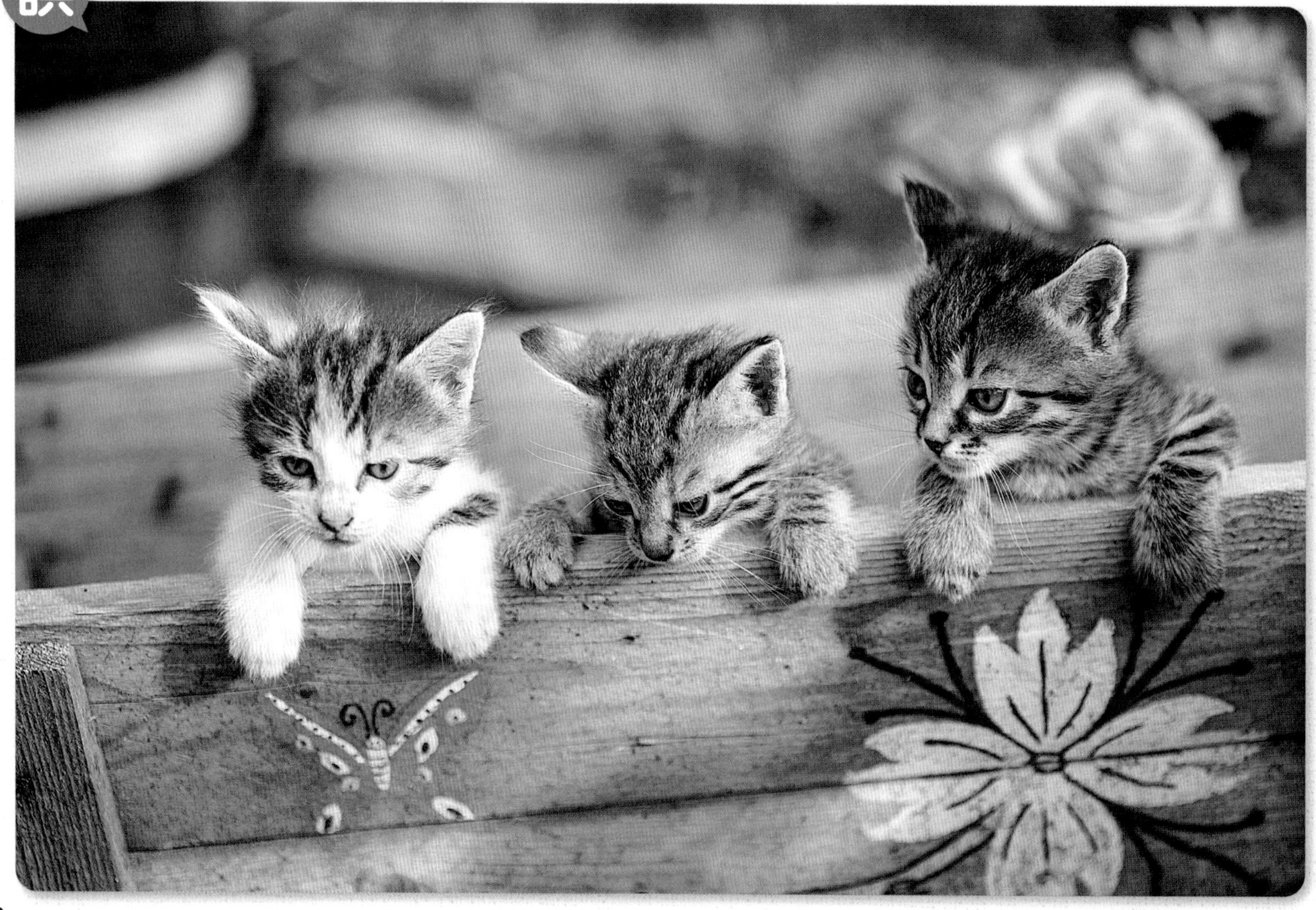

➡解答は70ページ

50 北の国のねこ

あなたが寒かろうと
マフラーを送ろうと
思いましたが、
やっぱり私が使います

1分で見つけた数	個
全部見つけるまでの時間	分　秒

正

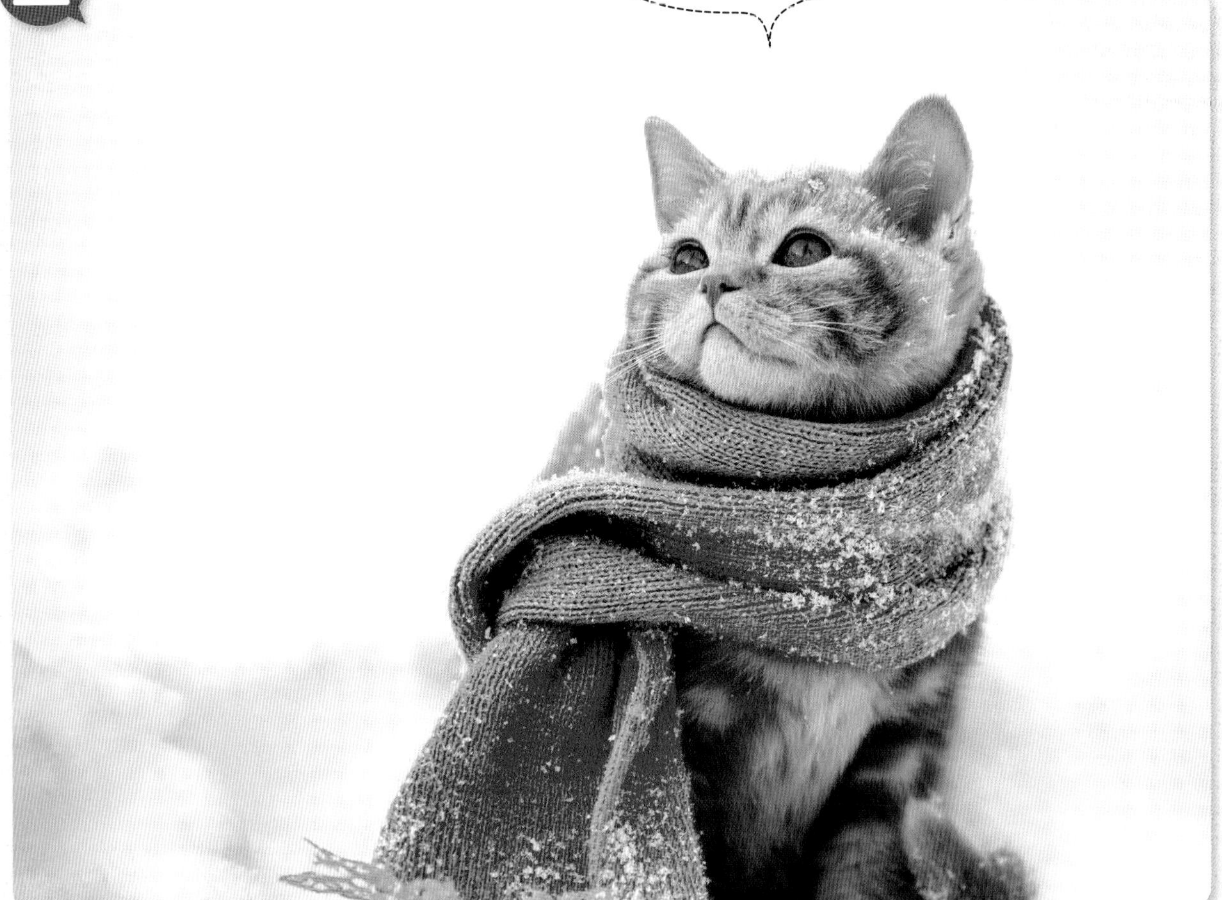

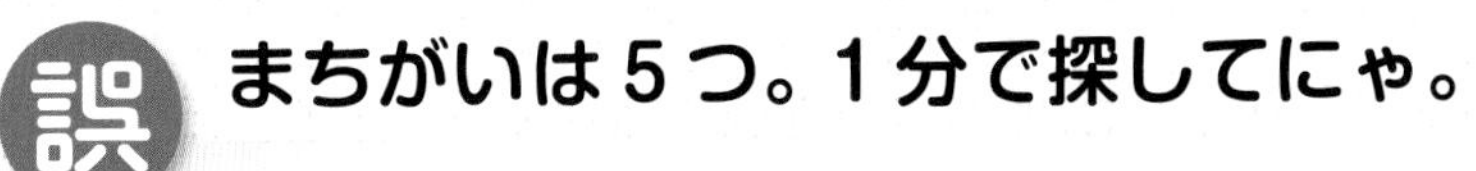

誤　まちがいは５つ。１分で探してにゃ。

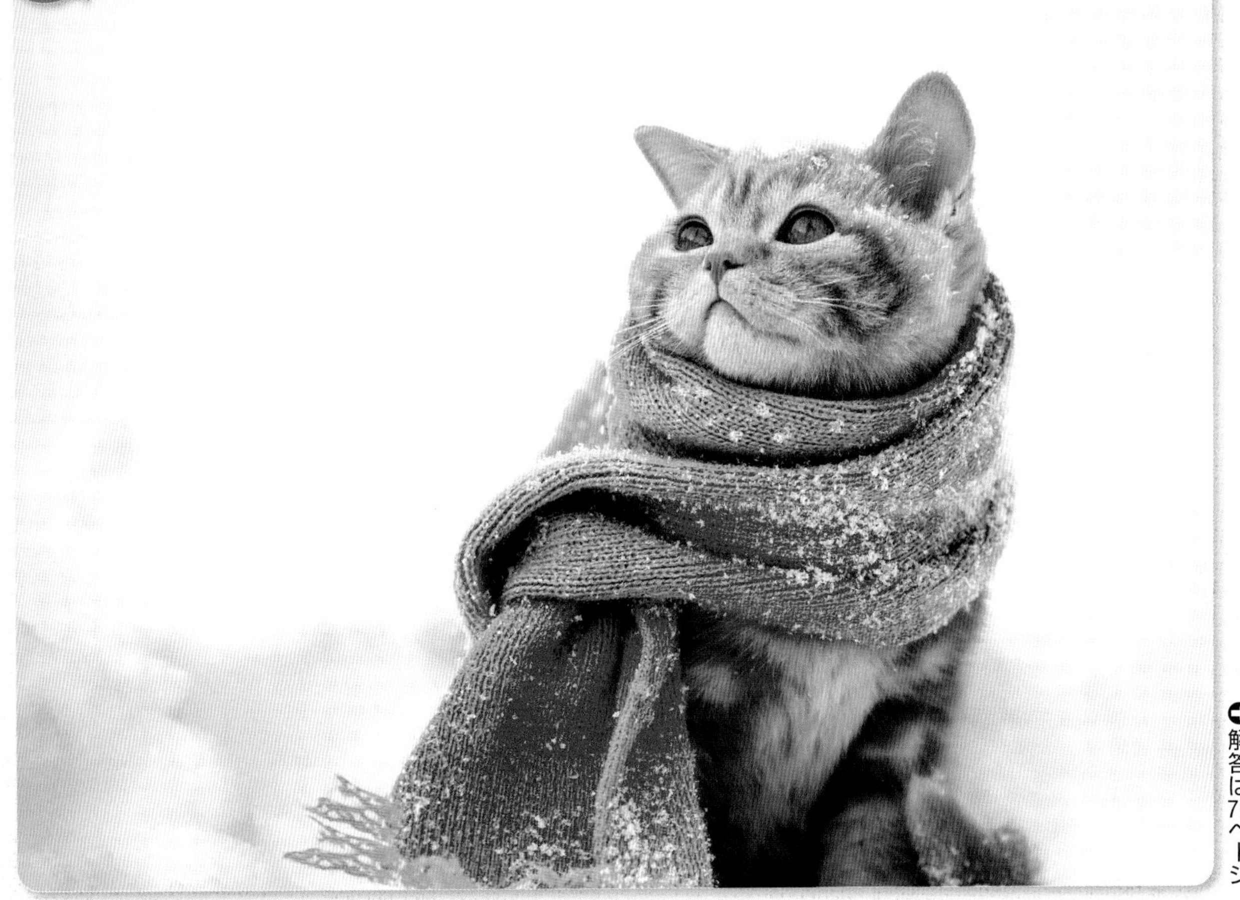

➡解答は70ページ

51 くしゃみねこ

ハーッ、ハ――ッ、
ハー……。
あ――、出ないや

1分で見つけた数	個
全部見つけるまでの時間	分　秒

正

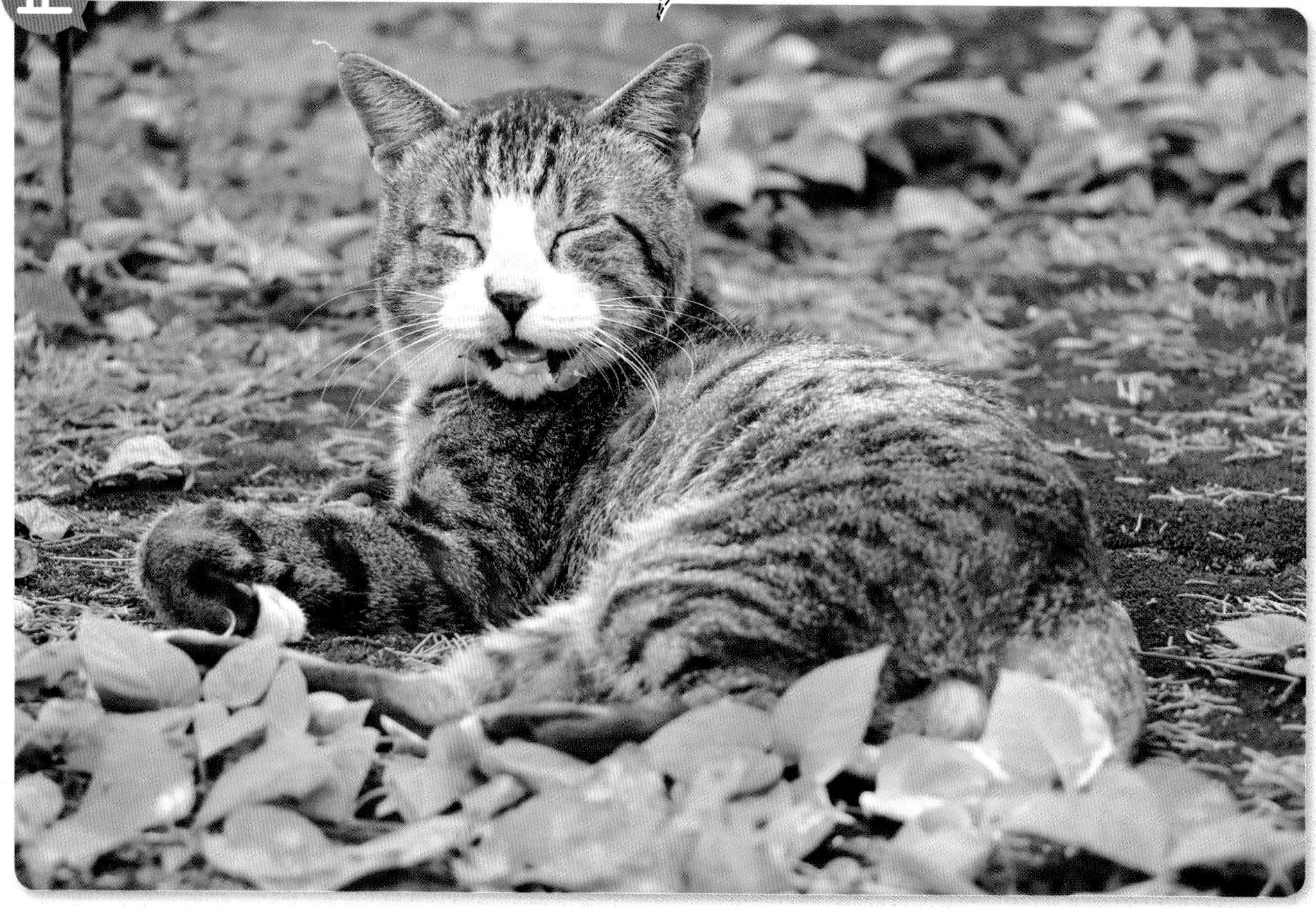

誤　まちがいは５つ。１分で探してにゃ。

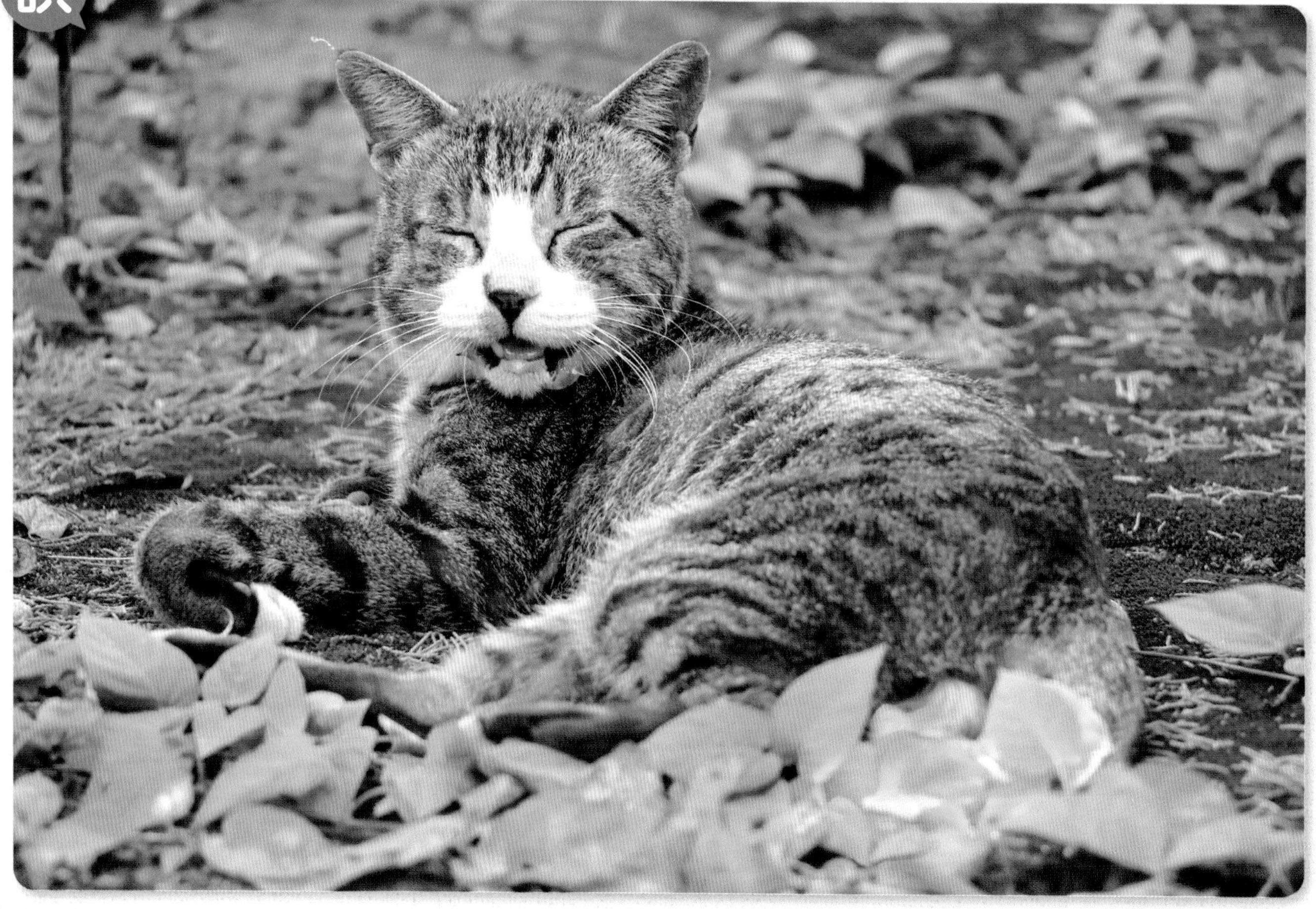

➡解答は70ページ

52 ごきげんななめねこ

もう！　いつまで
写真撮ってるのよ。
早く帰りましょ

1分で見つけた数	個
全部見つけるまでの時間	分　秒

正

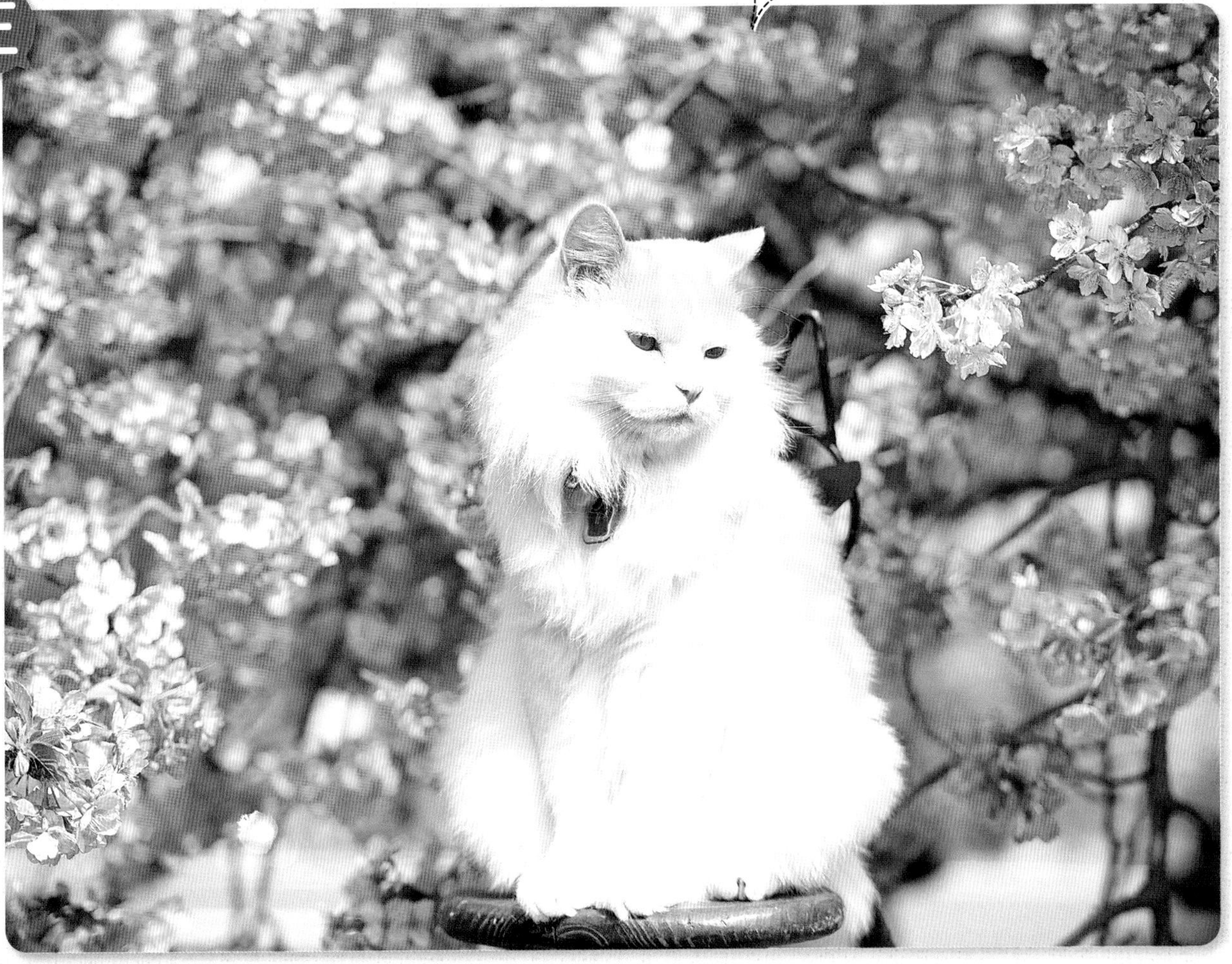

誤

まちがいは5つ。1分で探してにゃ。

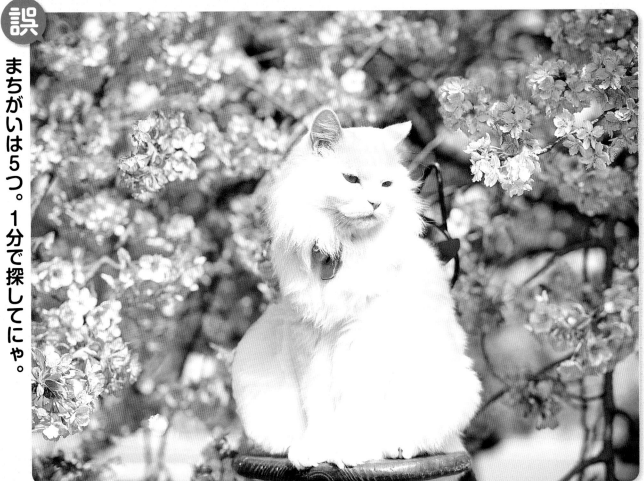

➡解答は70ページ

53 ついついねこ

ツメとぎしたいのに…
やっぱりやってしまう
にゃー！ パーンチ!!

1分で見つけた数	個
全部見つけるまでの時間	分　秒

正

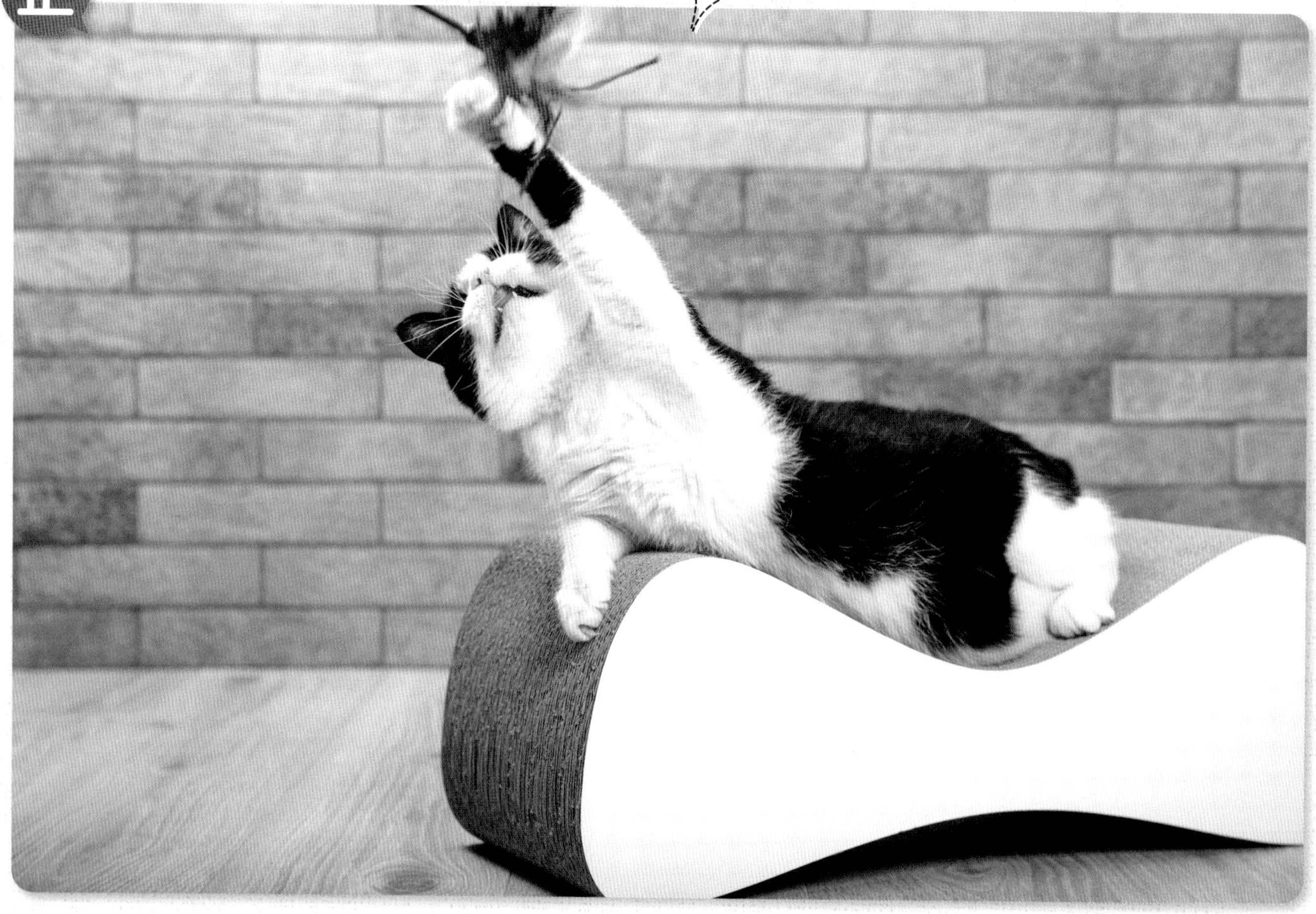

誤 まちがいは５つ。１分で探してにゃ。

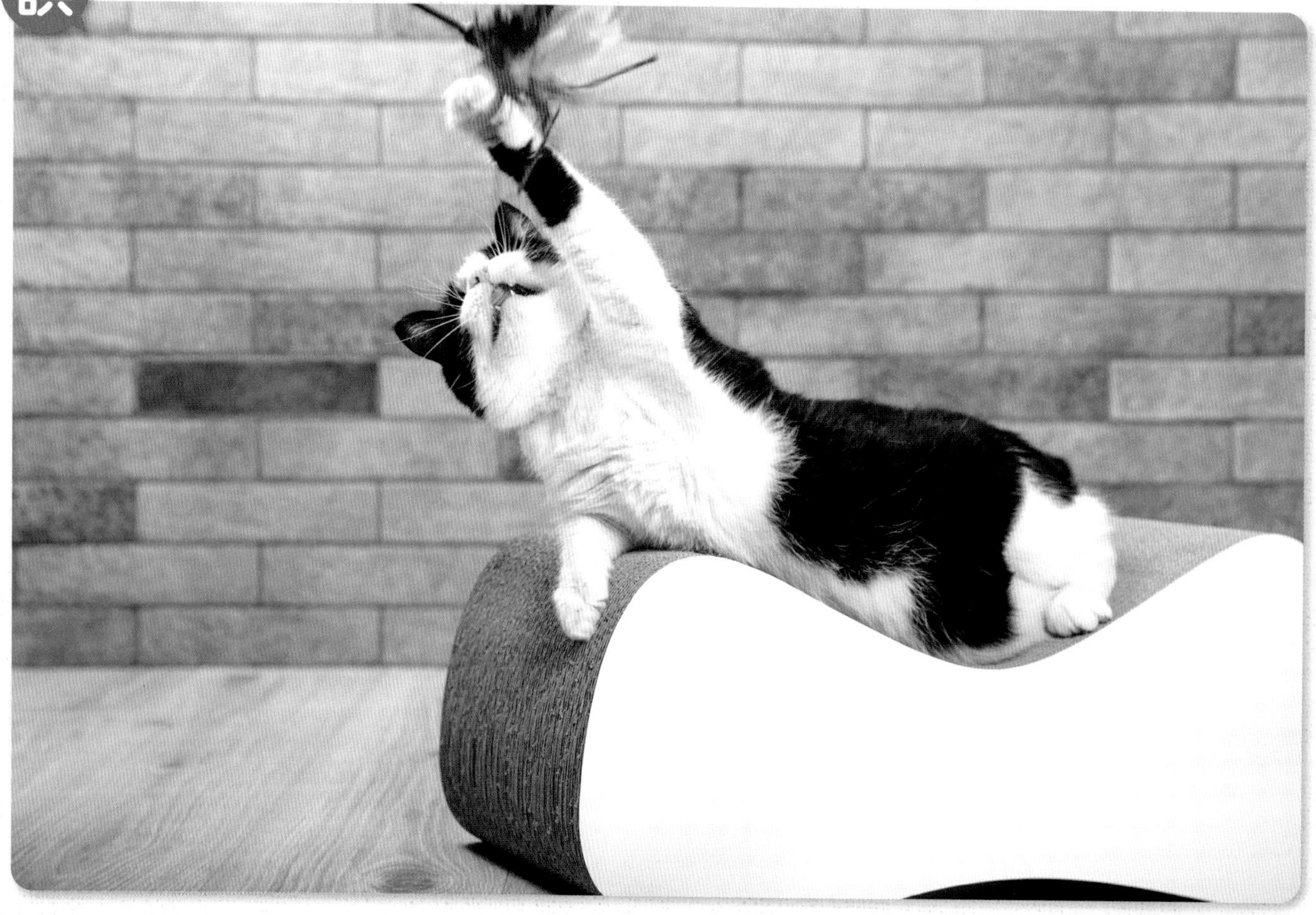

➡解答は70ページ

54 ツウねこ

味のしみてる部分だけ残して
最後にガーッと食べるのが
うまいんだぜぇ

1分で見つけた数	個
全部見つけるまでの時間	分　秒

正

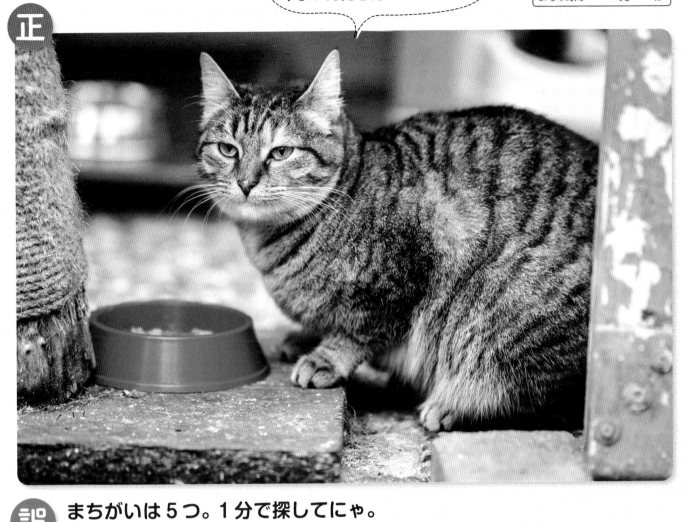

誤 まちがいは5つ。1分で探してにゃ。

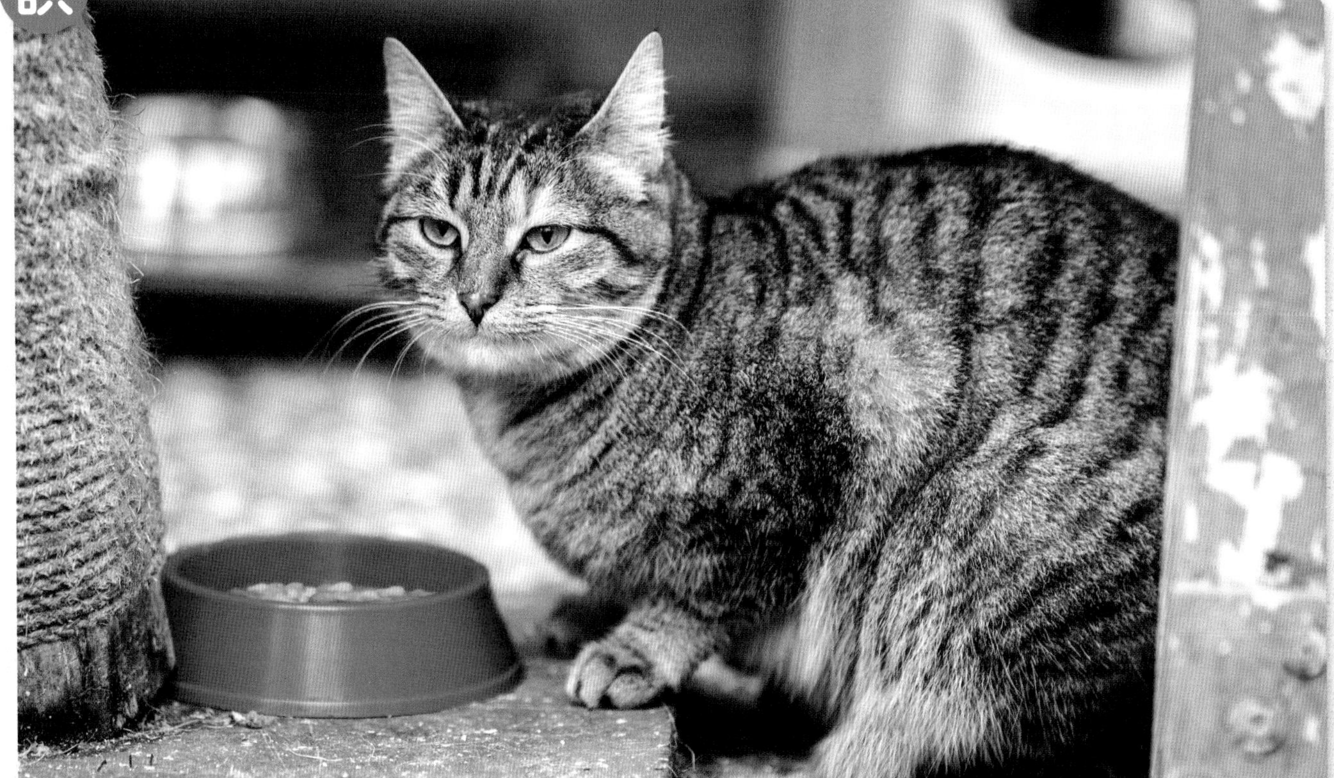

➡解答は71ページ

55 シャル・ウィ・ニャンス

ひめ、あたちと１曲
踊ってくださいにゃ

1分で見つけた数	個
全部見つけるまでの時間	分　秒

正

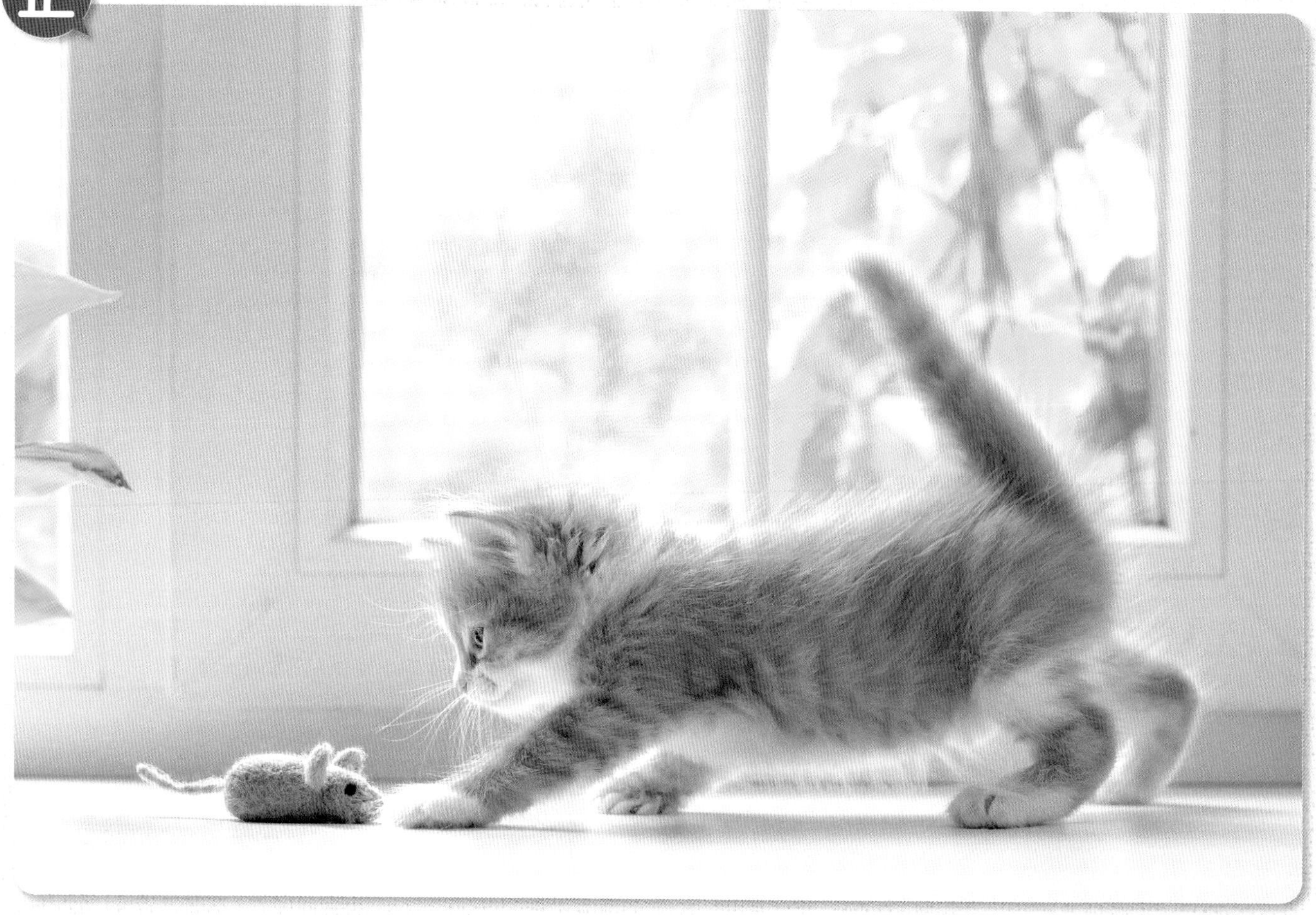

誤 まちがいは５つ。１分で探してにゃ。

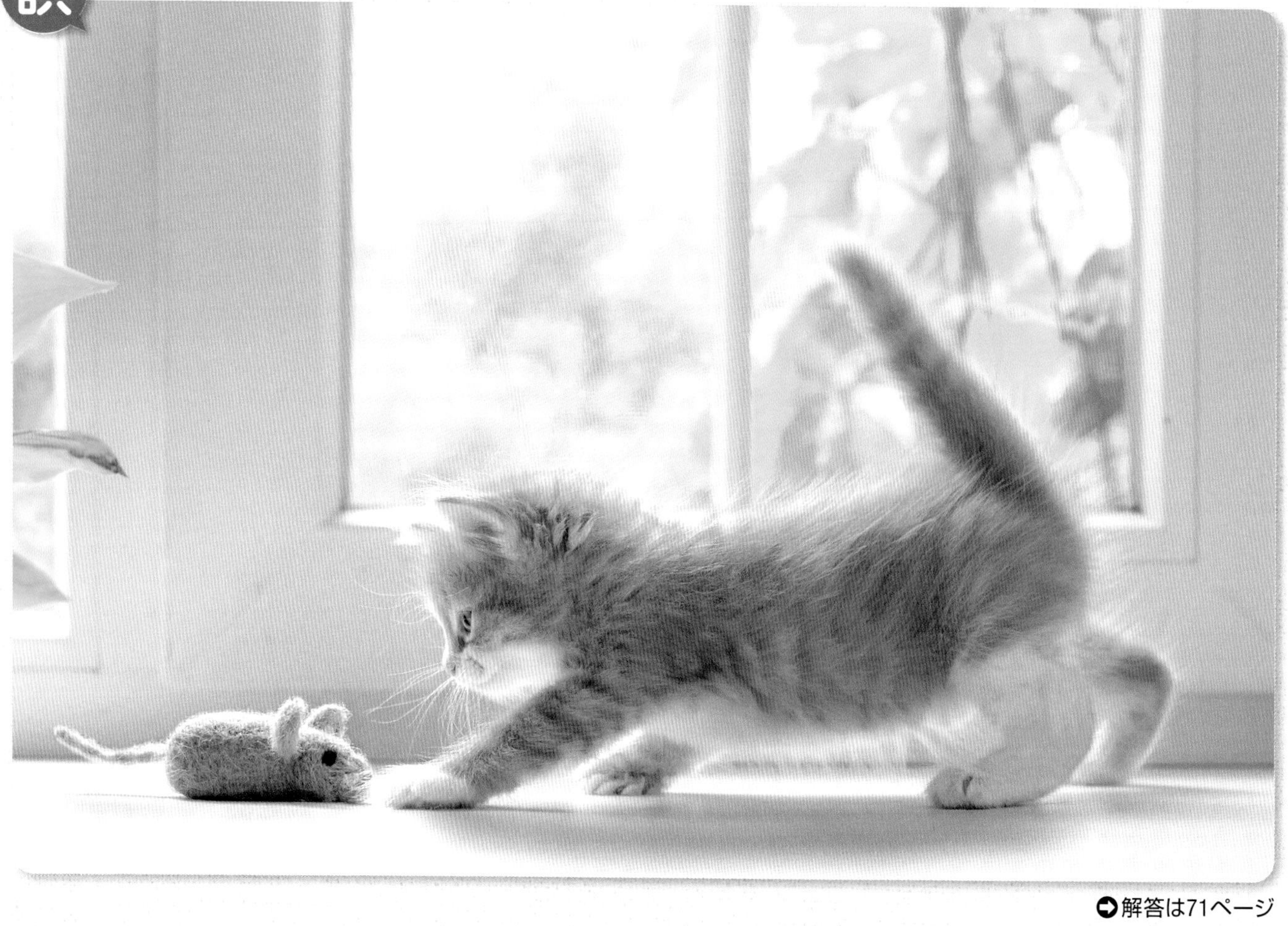

➡解答は71ページ

56 ライブ会場 最前列ねこ

えっ。ステージ近すぎ…。
どうしよう緊張してきた…

1分で見つけた数	個
全部見つけるまでの時間	分　秒

正

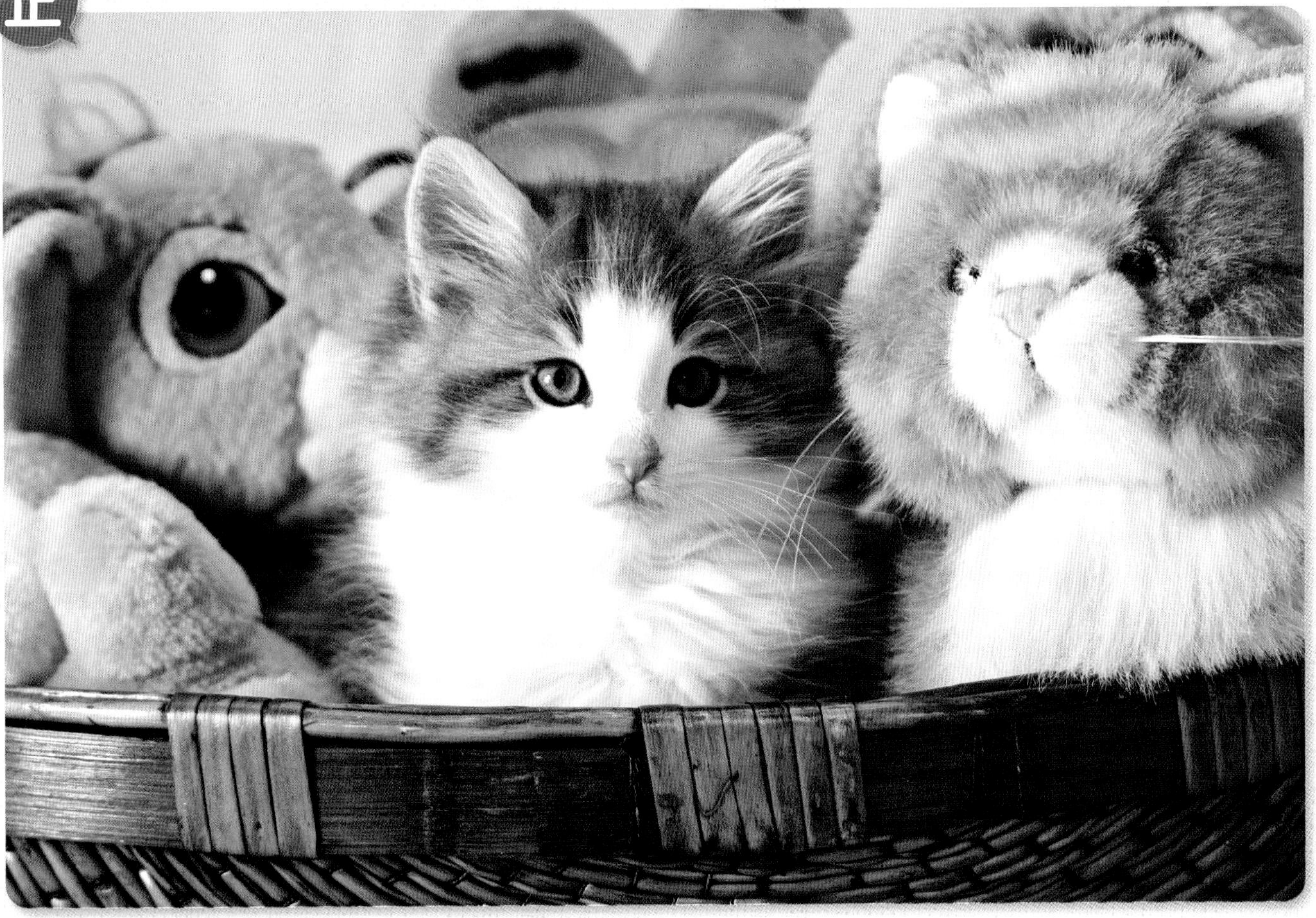

誤

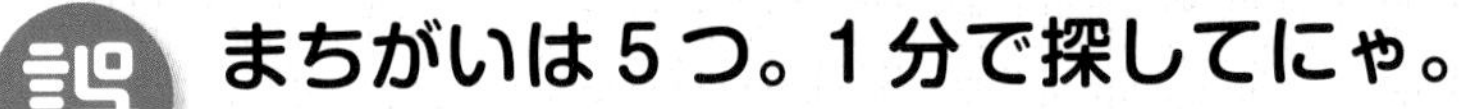

まちがいは5つ。1分で探してにゃ。

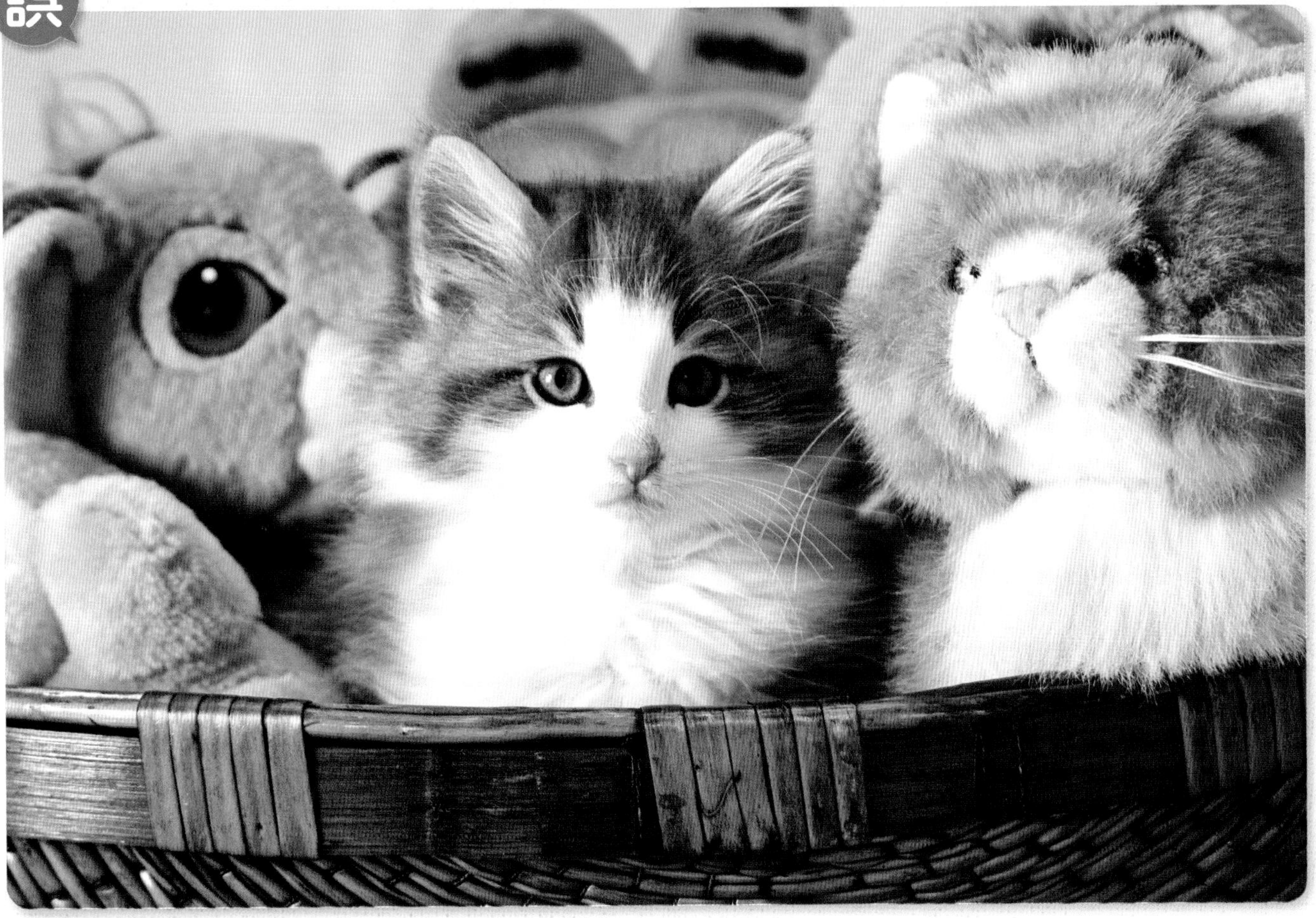

➡解答は71ページ

57 分析ねこ

おい、何か
わかったか？

いや。
何もわからん

1分で見つけた数	個
全部見つけるまでの時間	分　秒

正

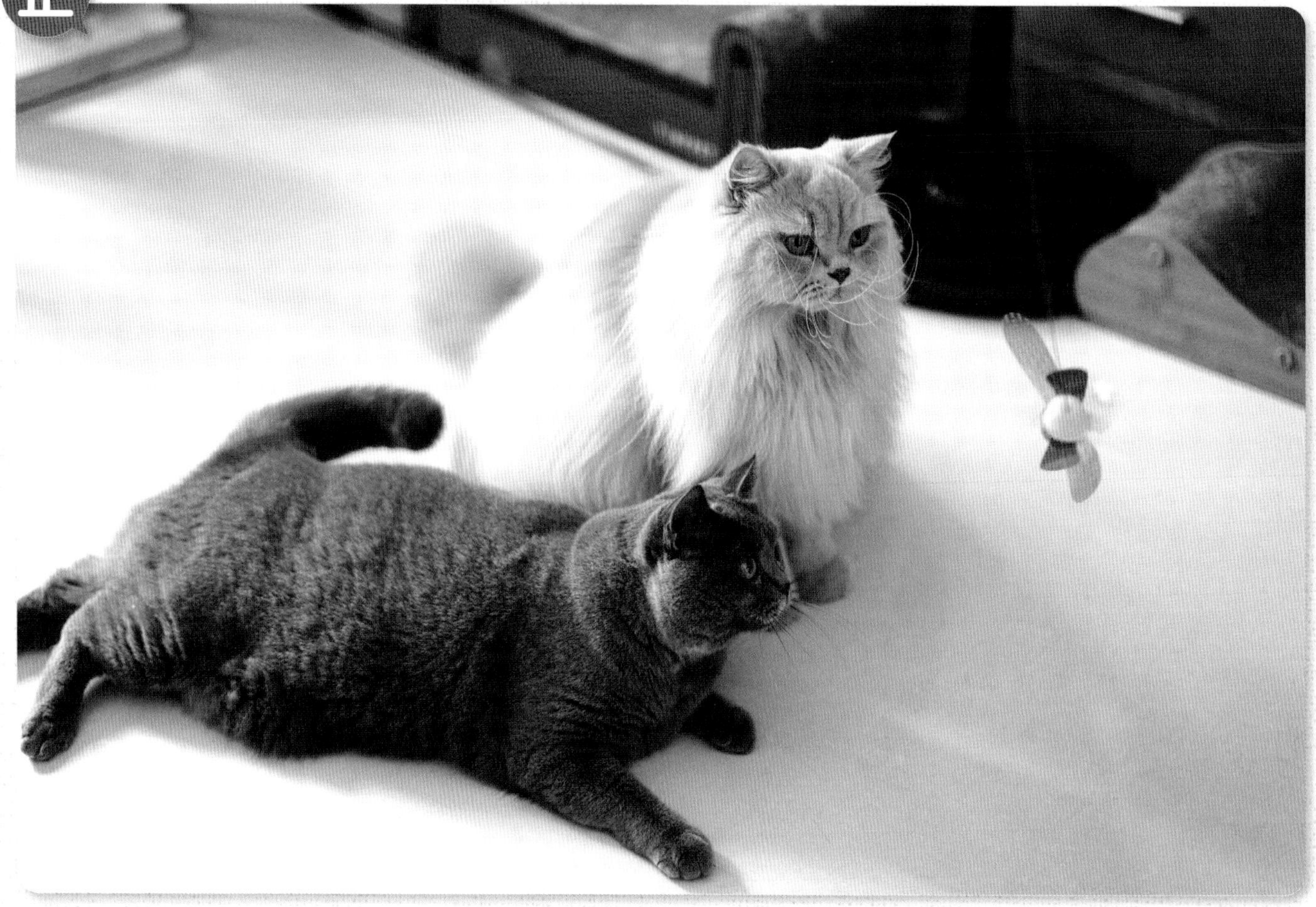

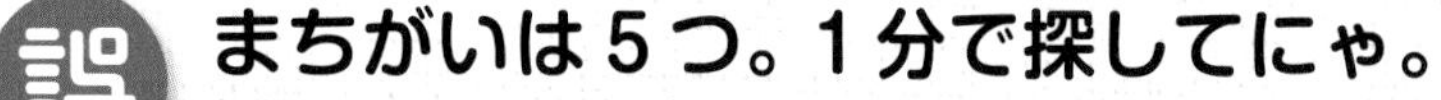

誤　まちがいは５つ。１分で探してにゃ。

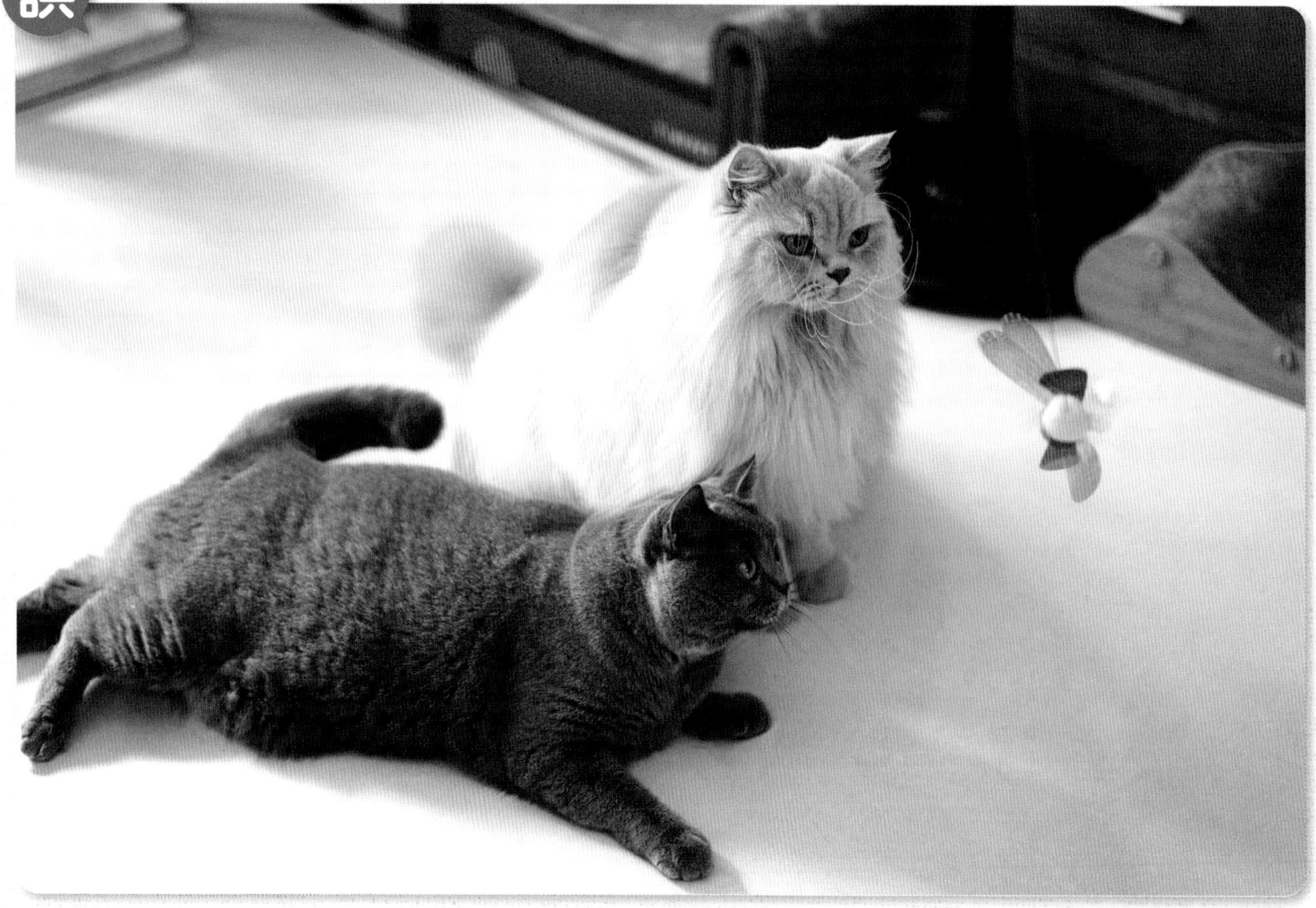

解答は71ページ

58 やきもちねこ

悔しい！ ご主人ったら
いぬのテレビばっかり見て!!

1分で見つけた数	個
全部見つけるまでの時間	分 秒

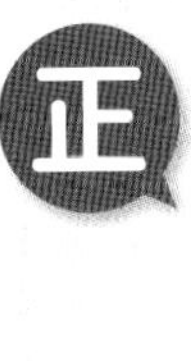

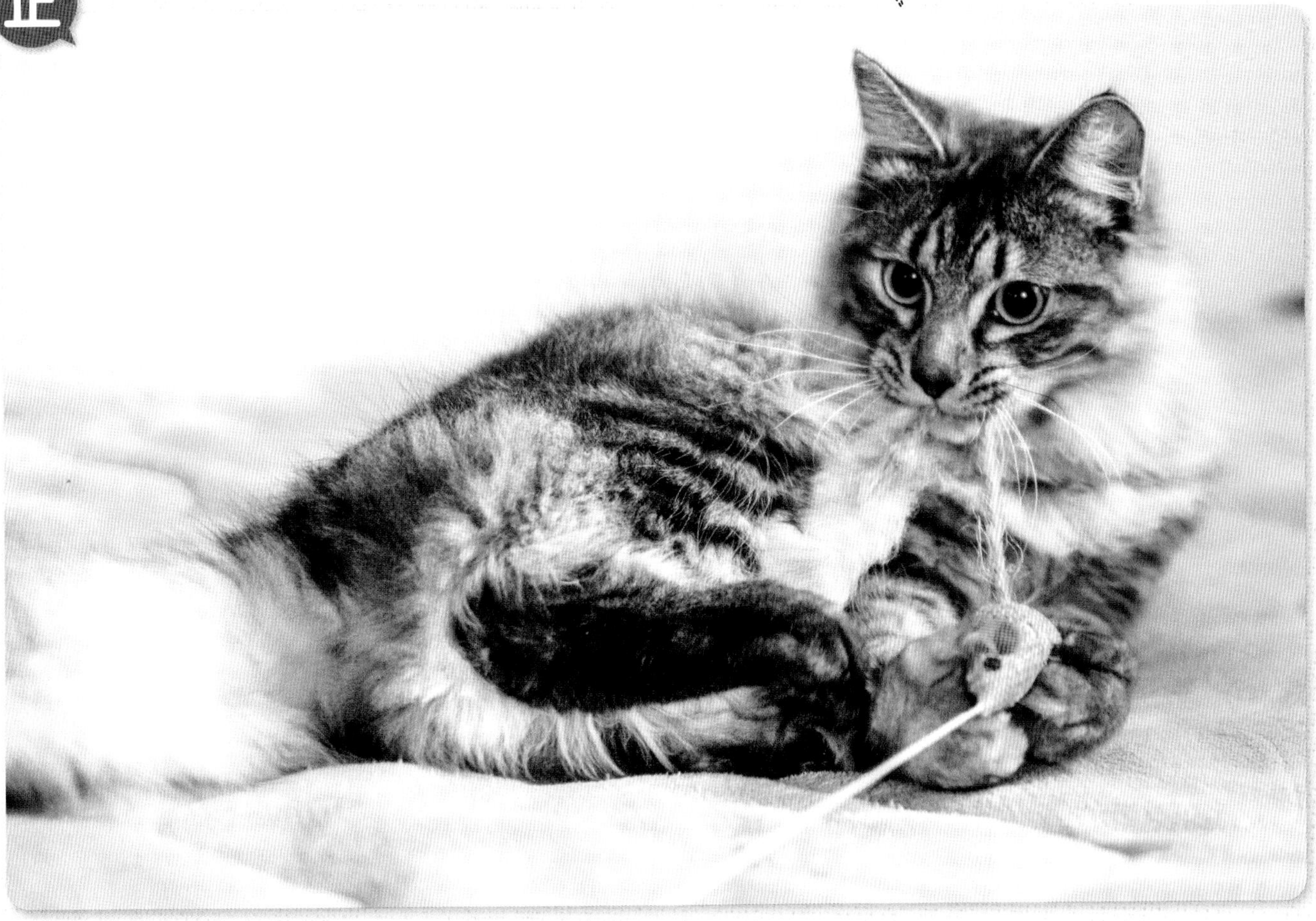

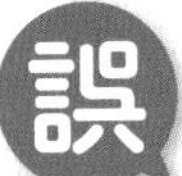

まちがいは５つ。１分で探してにゃ。

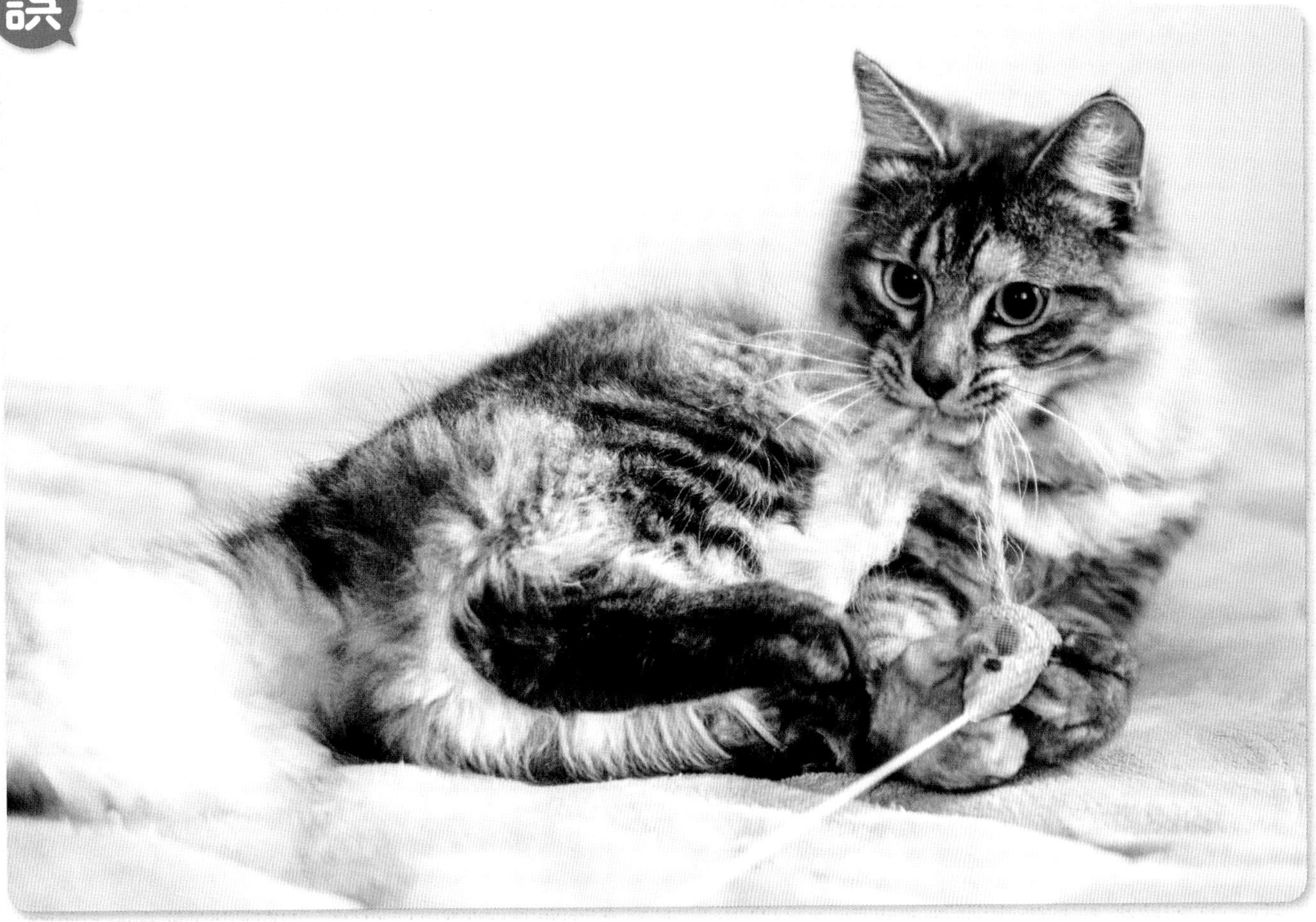

➡解答は71ページ

59 新婚ねこ

おかえりなさい！
もうすぐご飯できるから
待っててね♡

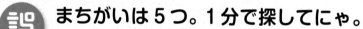

1分で見つけた数	個
全部見つけるまでの時間	分　秒

正

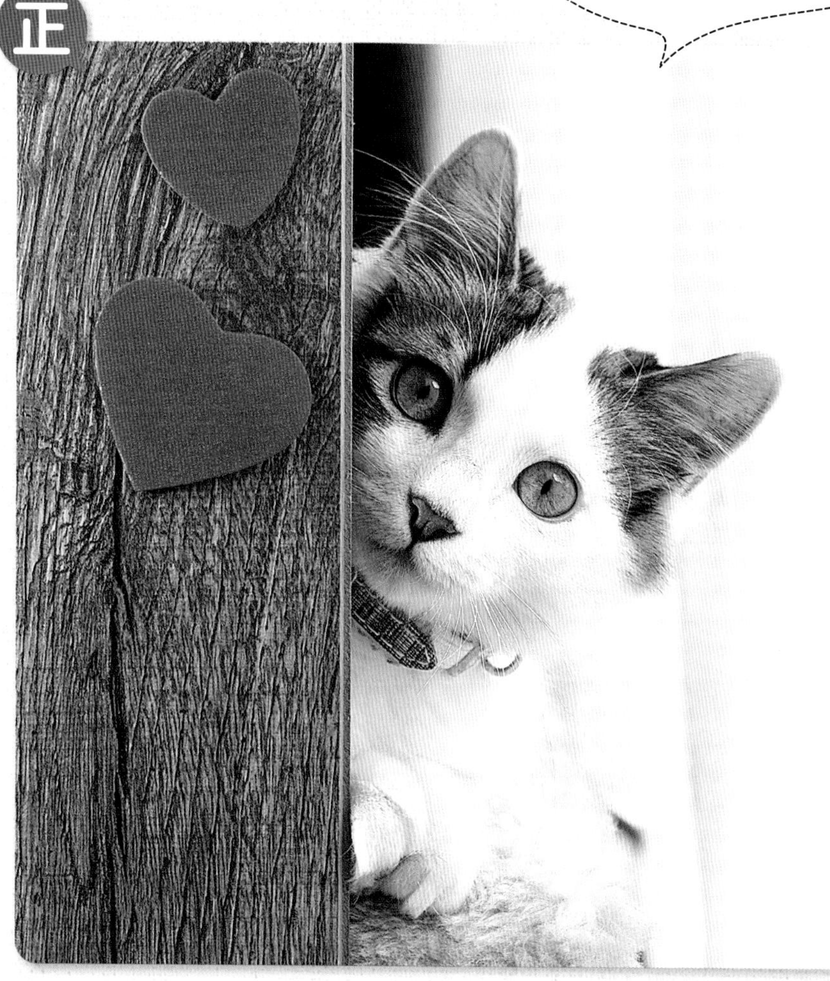

誤　まちがいは５つ。１分で探してにゃ。

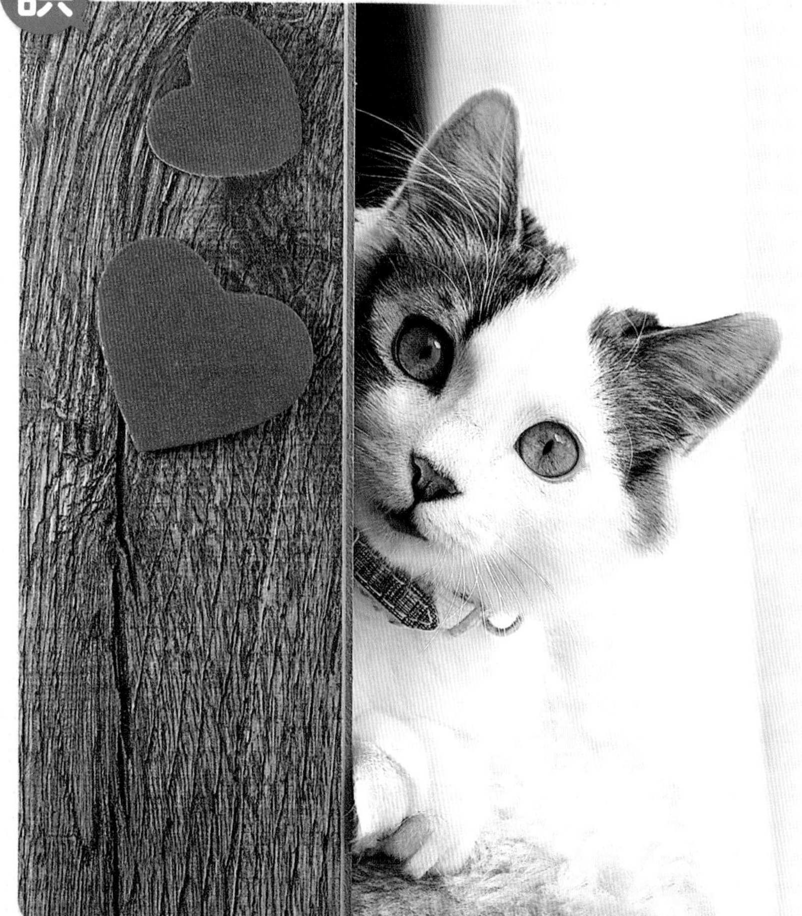

➡解答は71ページ

60 がんばったねこ

60問終わったぞー。
バンザーイ！
バンザーイ!!

1分で見つけた数	個
全部見つけるまでの時間	分　秒

正

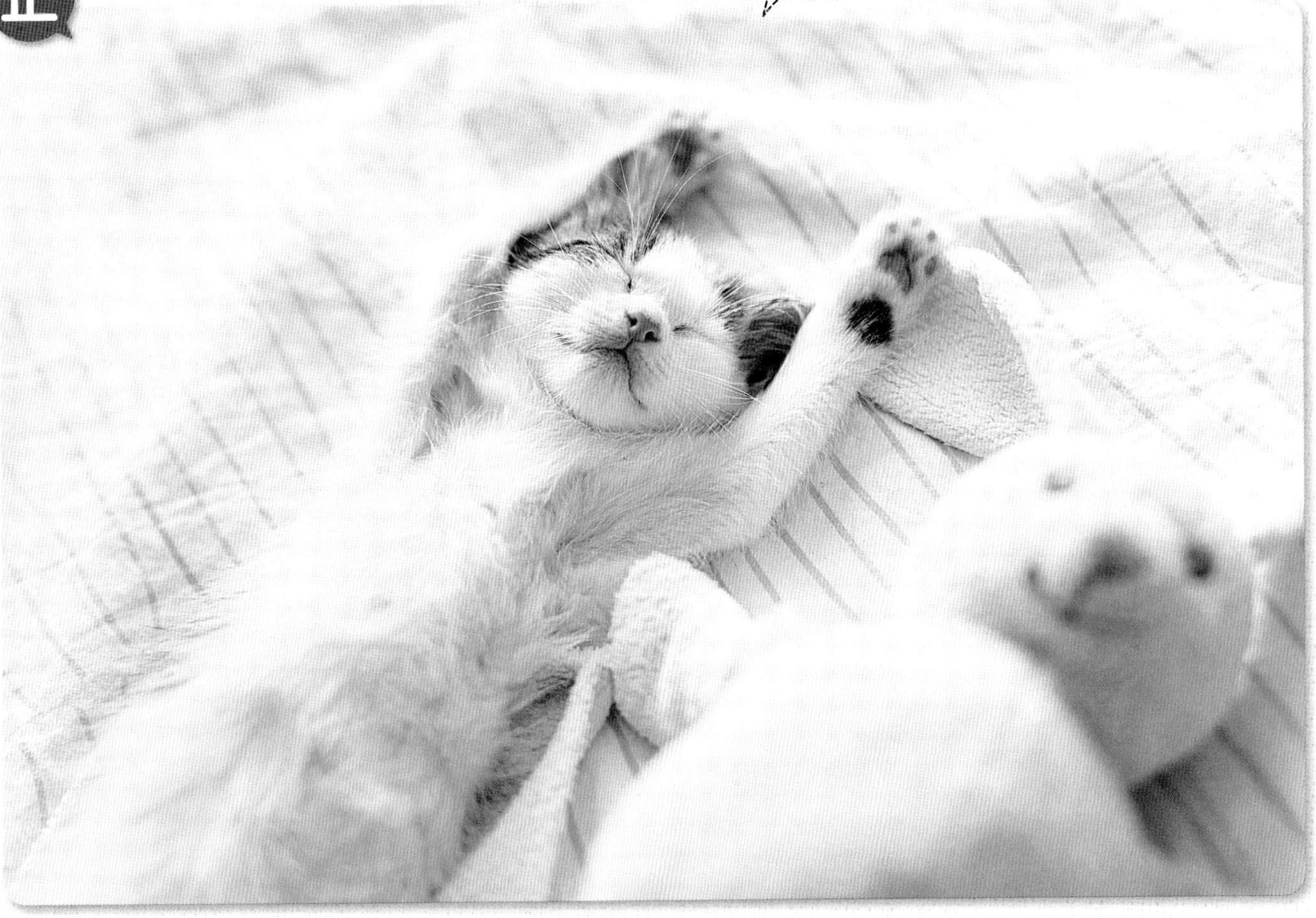

誤 まちがいは５つ。１分で探してにゃ。

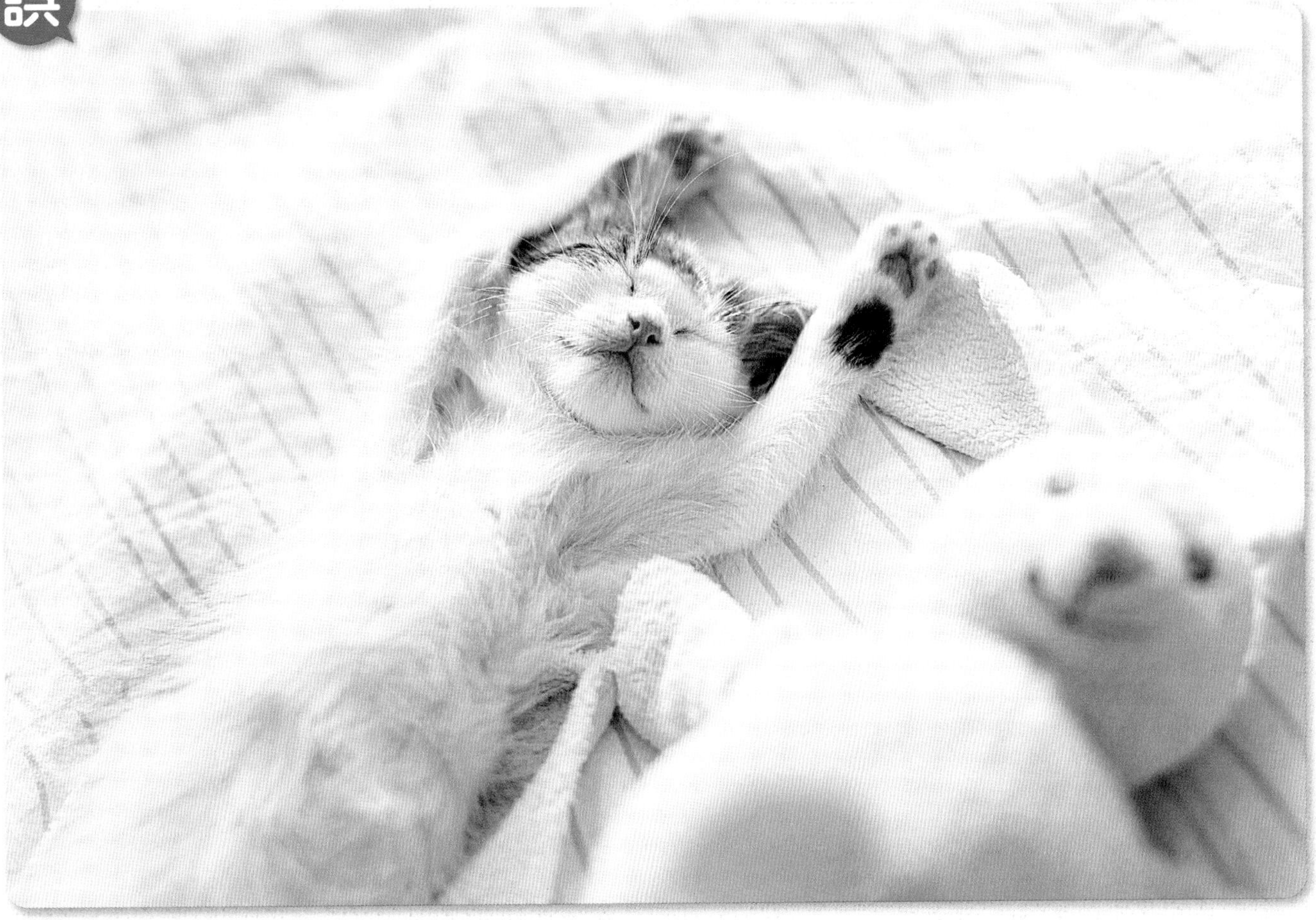

➡解答は71ページ

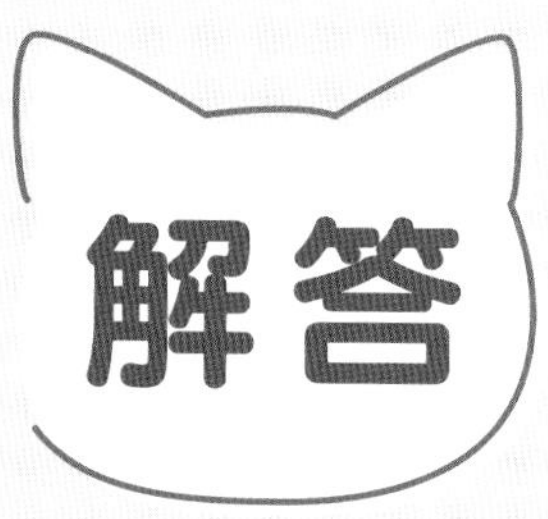

解答

※印刷による汚れ・カスレなどはまちがいに含まれません。

❶よく見てねこ（P5）

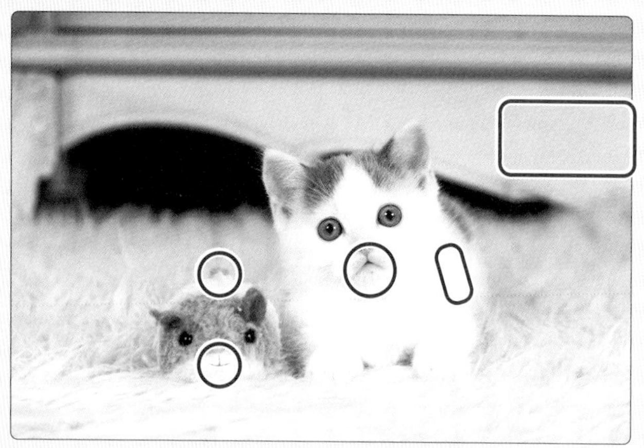

❷かいじゅうねこ（P6）

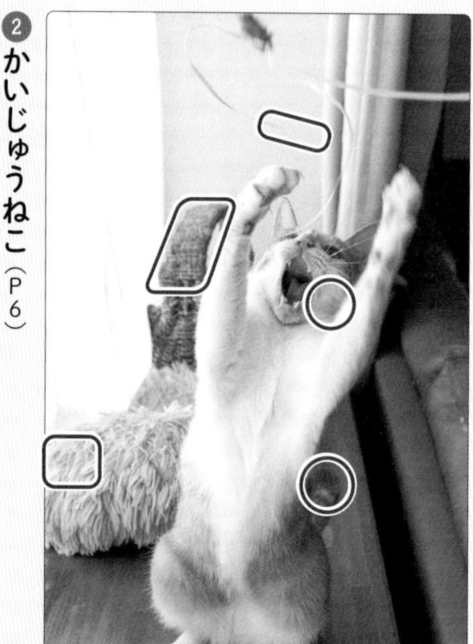

❸背比べねこ（P7）

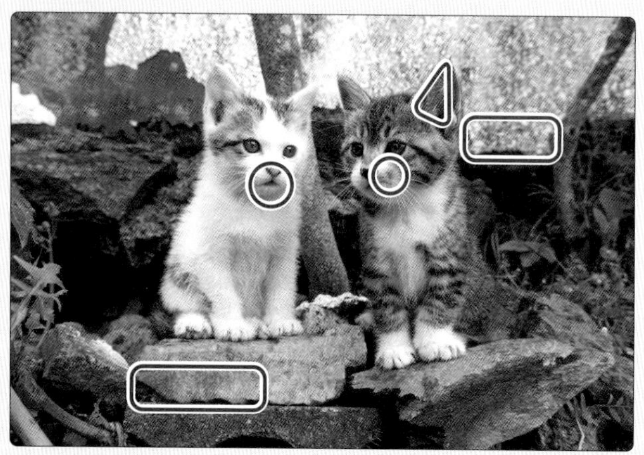

❹彼ねこ（P8）

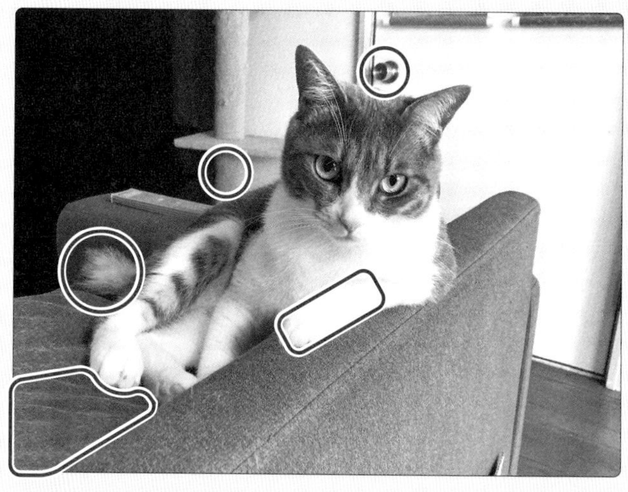

❺釣りにゃんこ（P9）

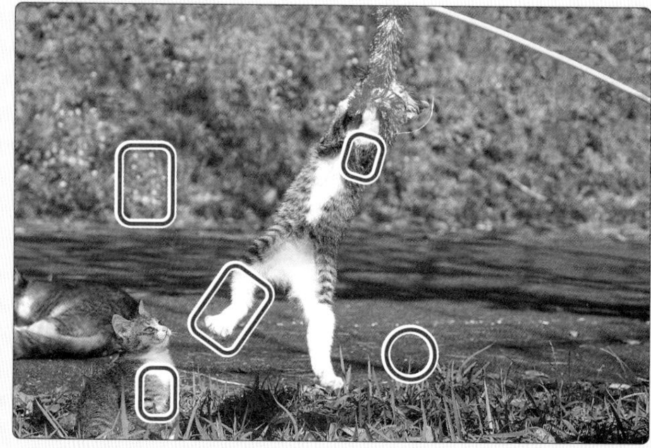

❻職人ねこ（P10）

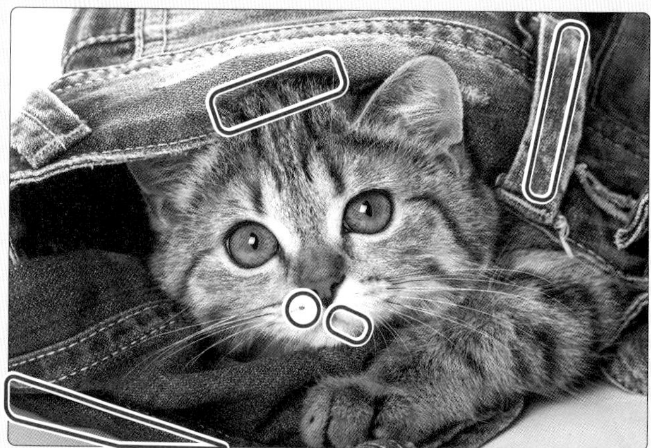

❼気乗りしないねこ（P11）

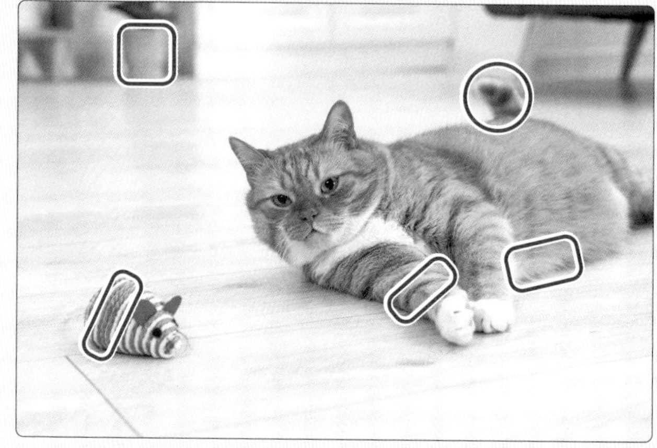

❽寝れにゃいねこ（P12）

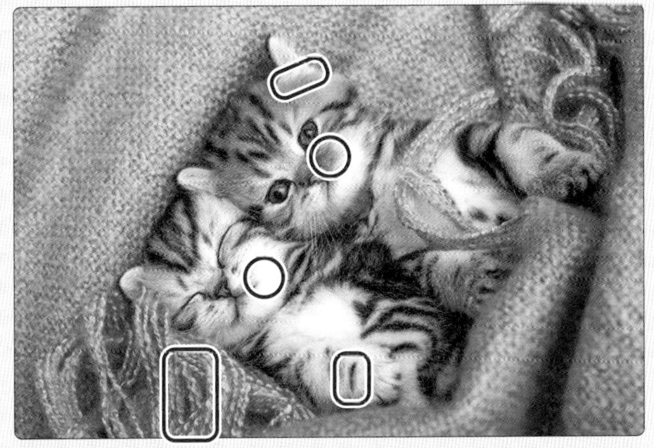

❾まーにゃん（P13）

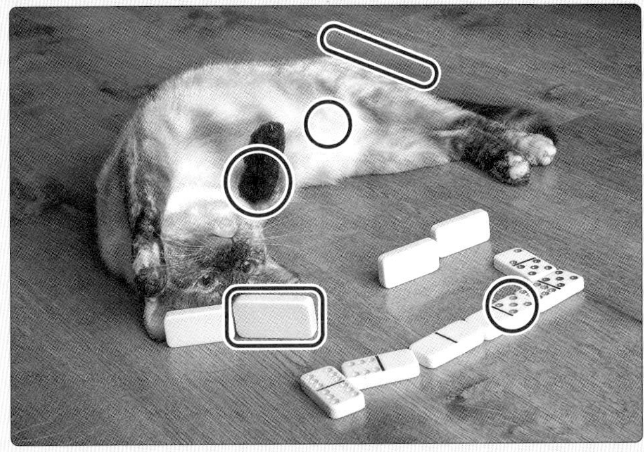

❿雪国ねこ（P14）

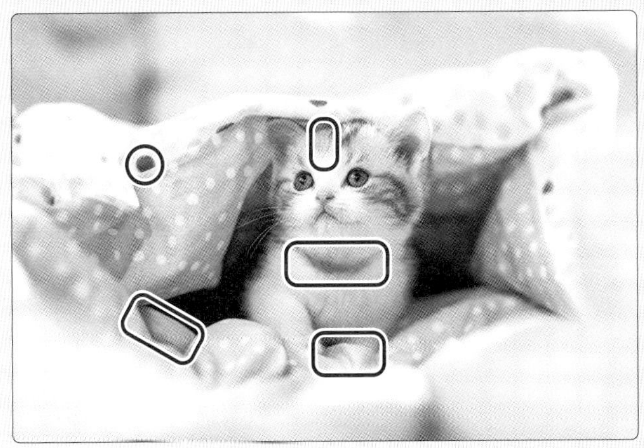

⓫はてなねこ（P15）

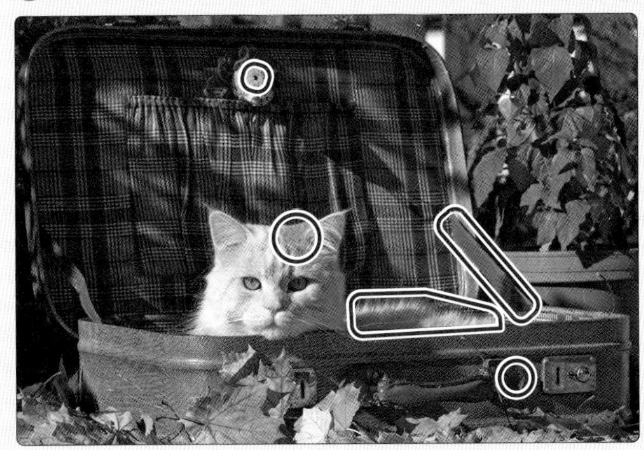

⓬サッカーねこ（P16）

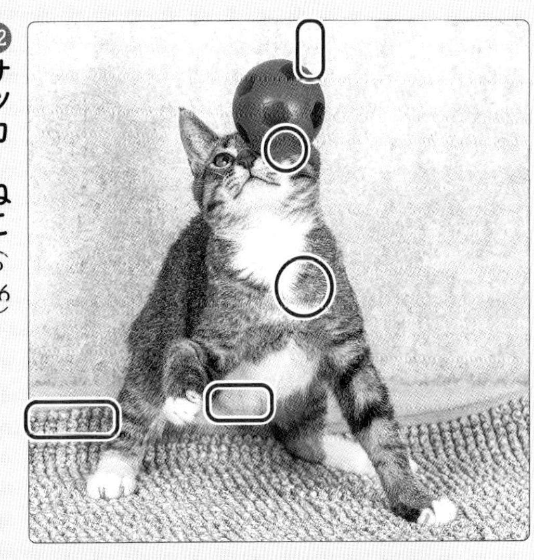

⓭うさぎの威を借るねこ（P17）

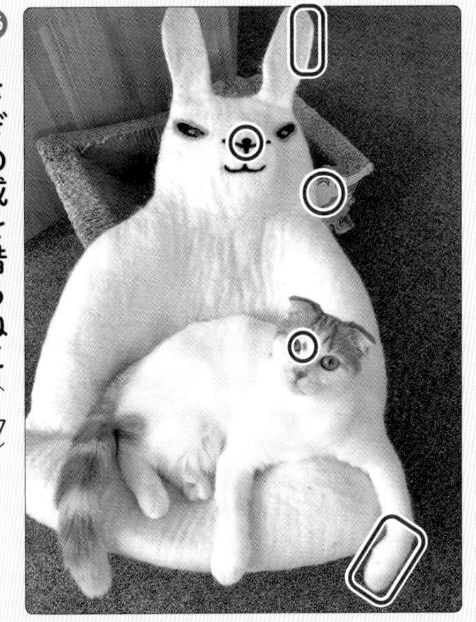

⓮後光が差すねこ（P18）

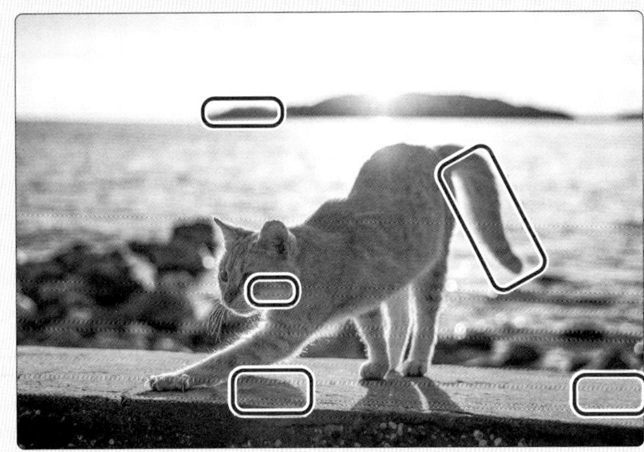

⓯よくばりねこ（P19）

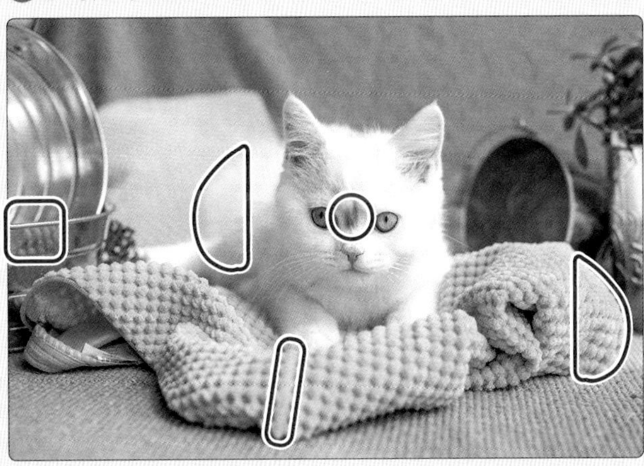

⑯仲よしねこ（P20）

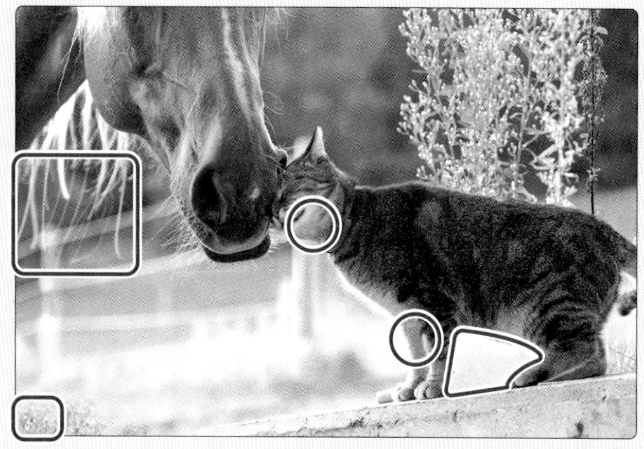

⑰ソワソワねこ（P21）

⑱音響スタッフねこ（P22）

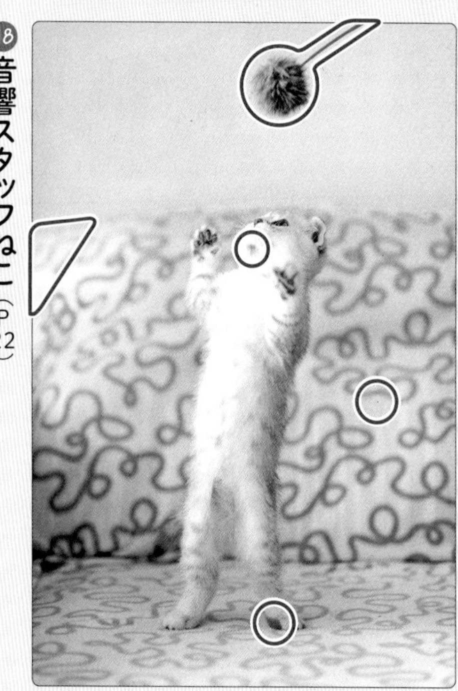

⑲鏡あそびねこ（P23）

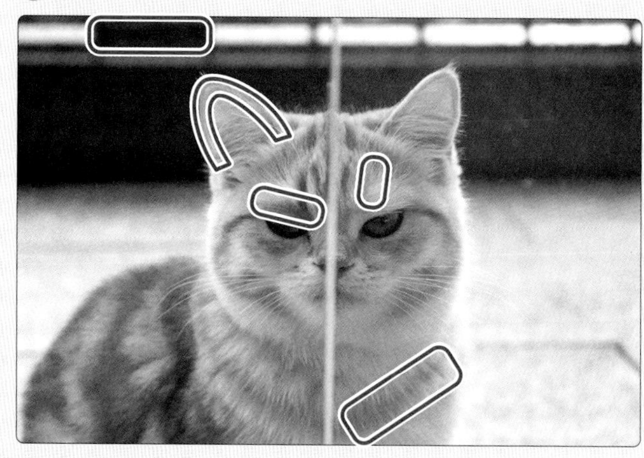

⑳逆らいねこ（P24）

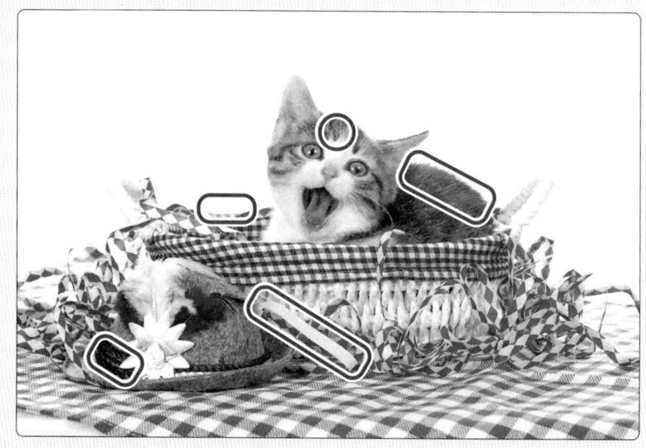

㉑でざいにゃー（P25）

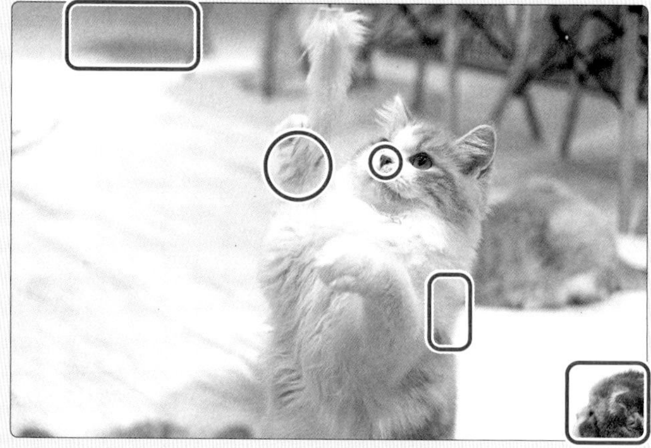

㉒南国ねこ（P26）

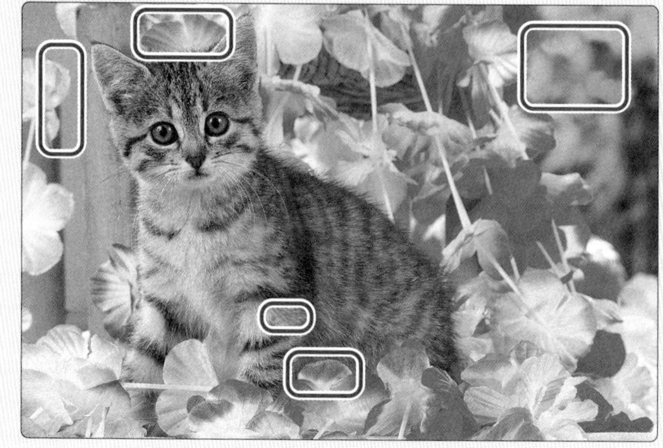

㉓エンタメねこ（P27）

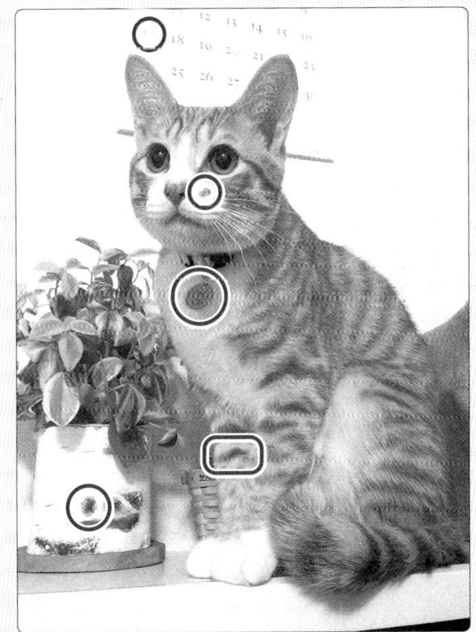

㉔カンガルーごっこねこ（P28）

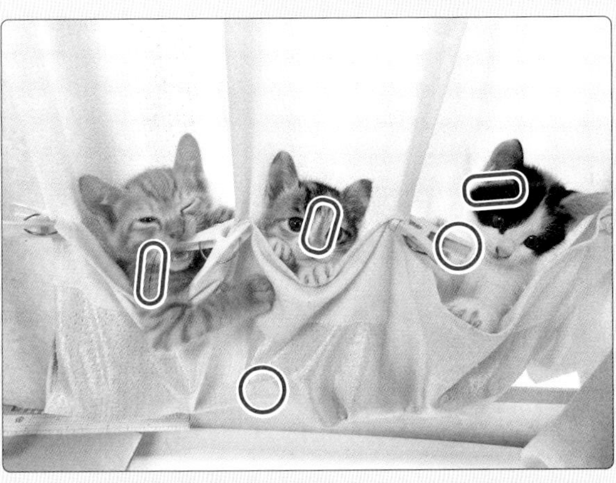

㉕記念写真ねこ（P29）

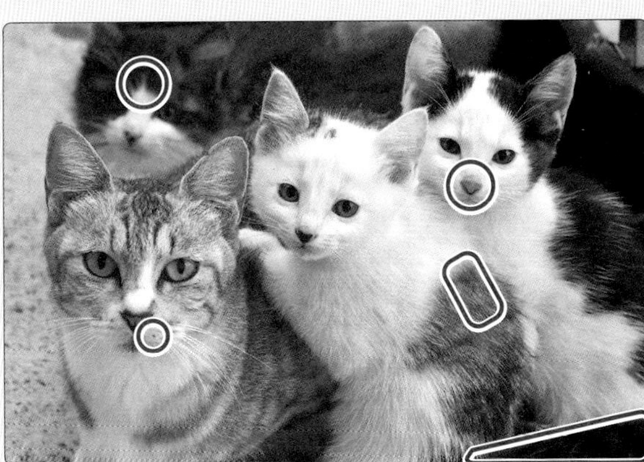

㉖電話ねこ（P30）

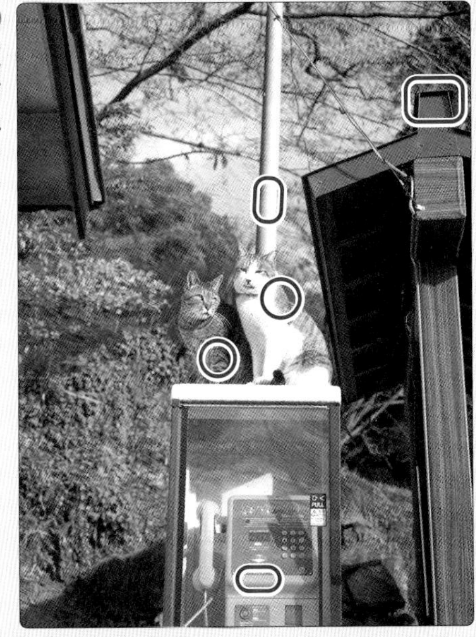

㉗見極めねこ（P31）

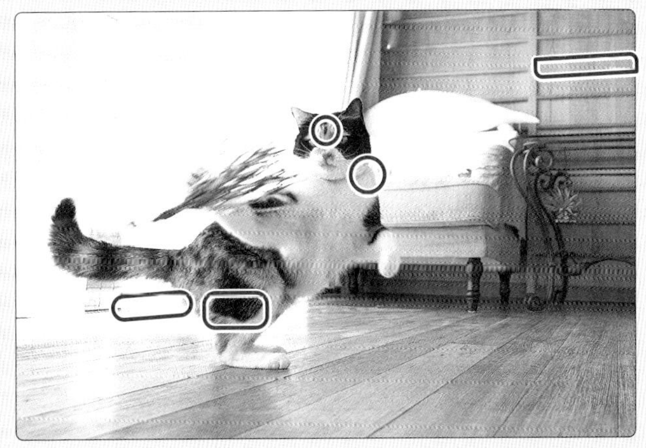

㉘お祭りねこ（P32）

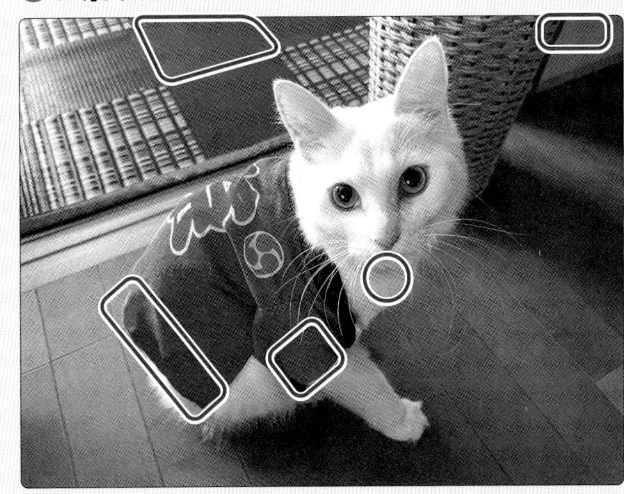

㉙内職ねこ（P33）

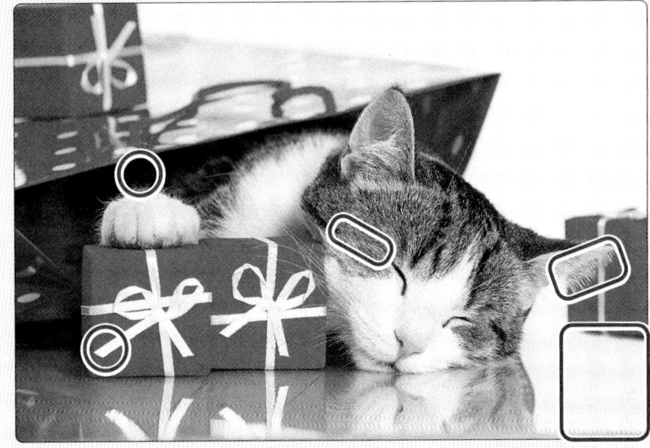

㉚お年頃ねこ（P34）

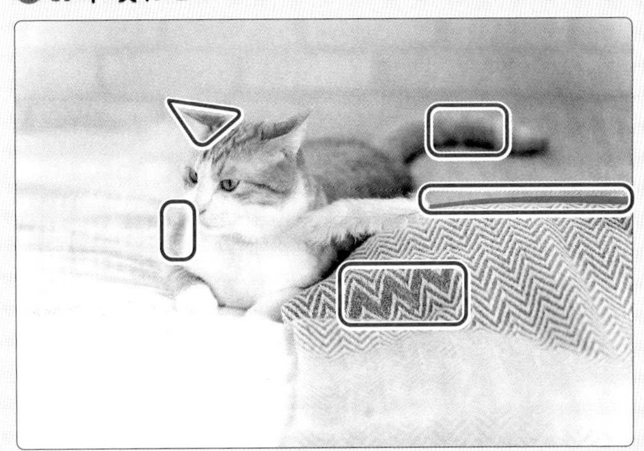

㉛いまさらねこ（P35）

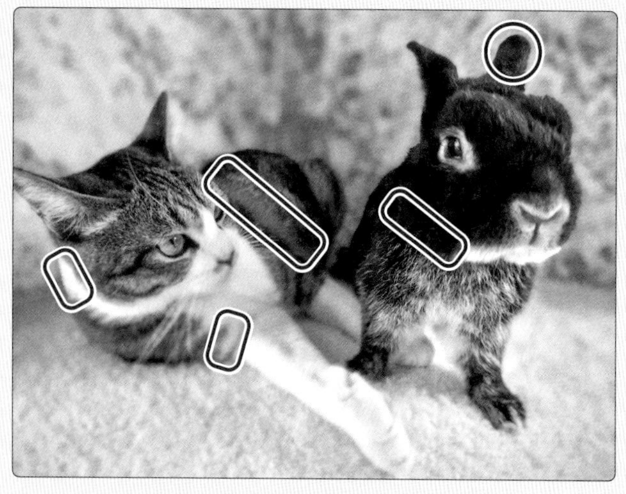

㉜タワマンねこ（P36）

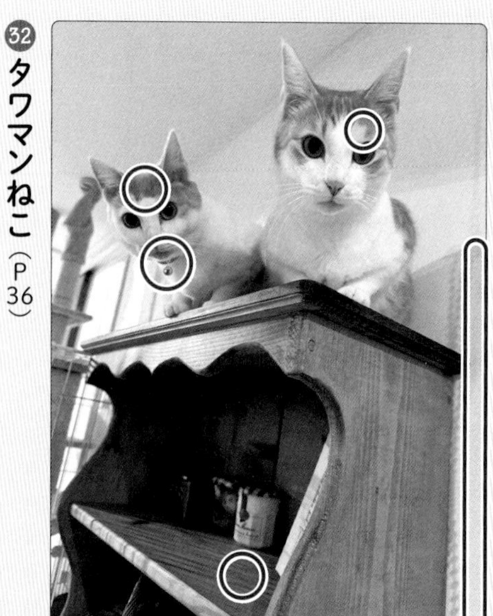

㉝わかるねこ（P37）

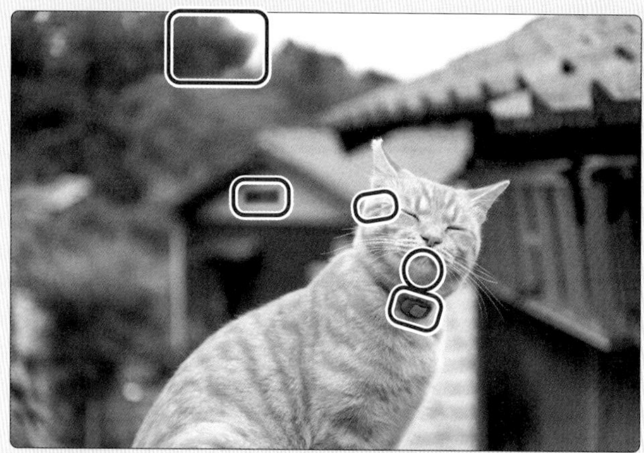

㉞時をかけるねこ（P38）

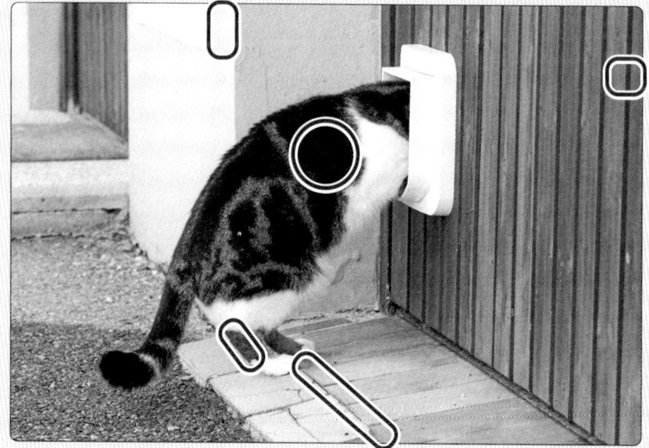

㉟成功ねこ（P39）

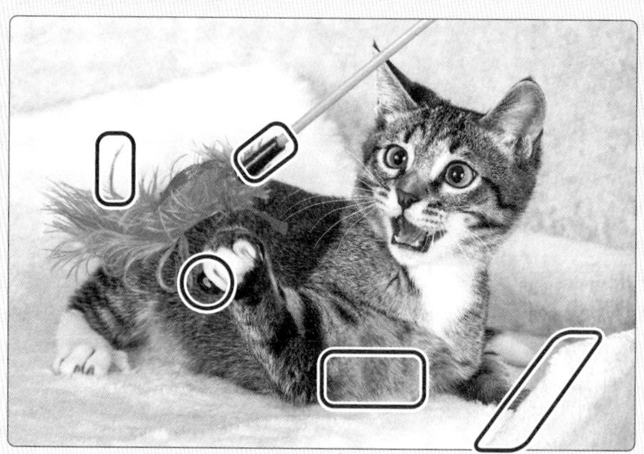

㊱にゃんご三兄弟（P40）

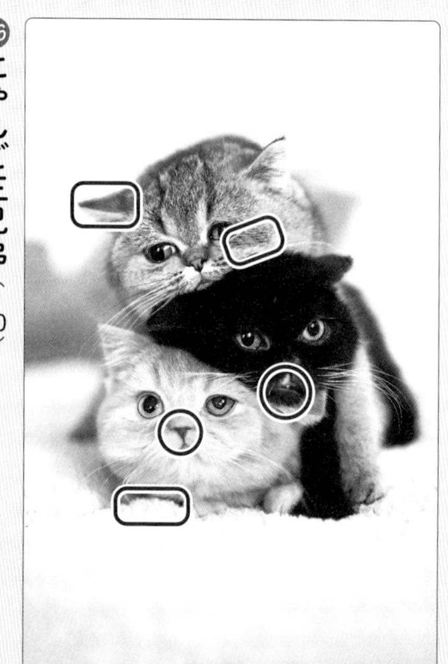

㊲発見ねこ（P41）

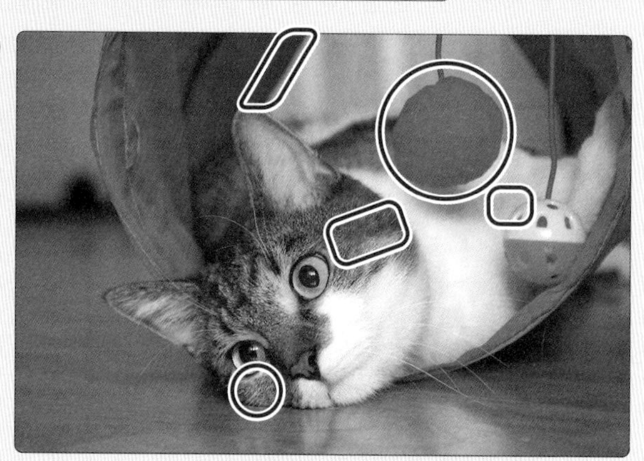

㊳旅じたくねこ（P42）

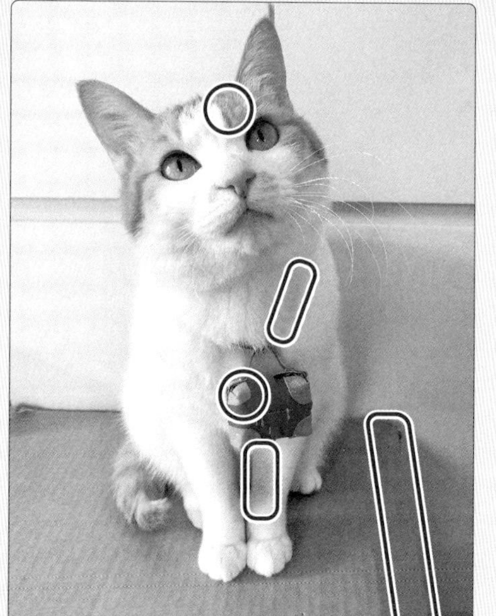

㊴パズルねこ（P43）

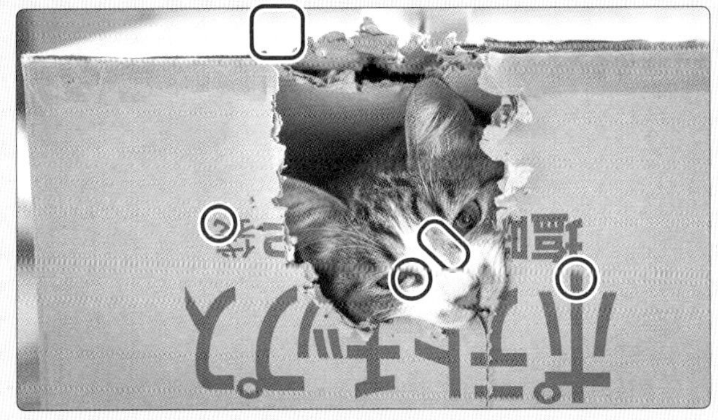

㊵カメラ写りねこ（P44）

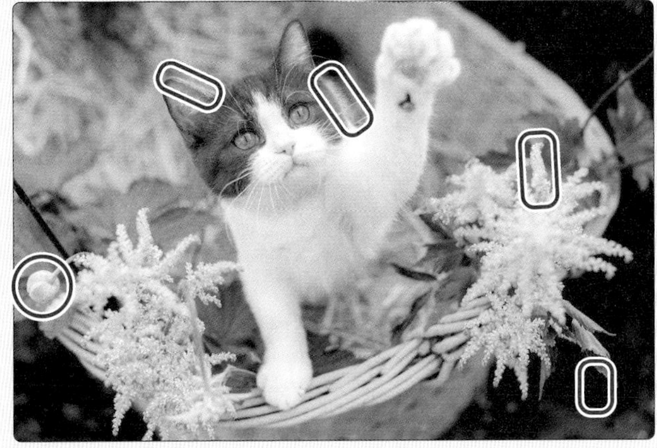

㊶有名人ねこ（P45）

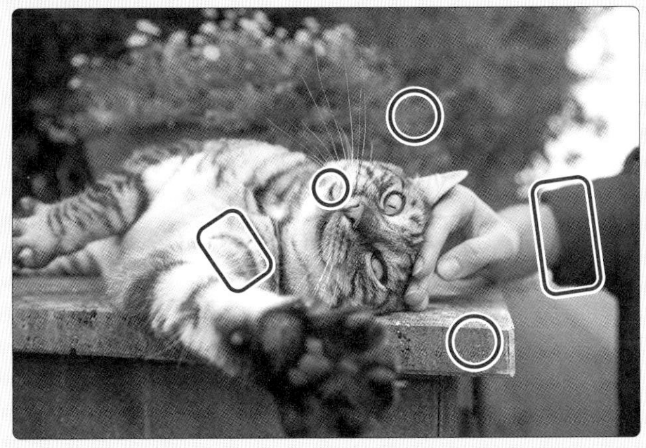

㊷ソムリエねこ（P46）

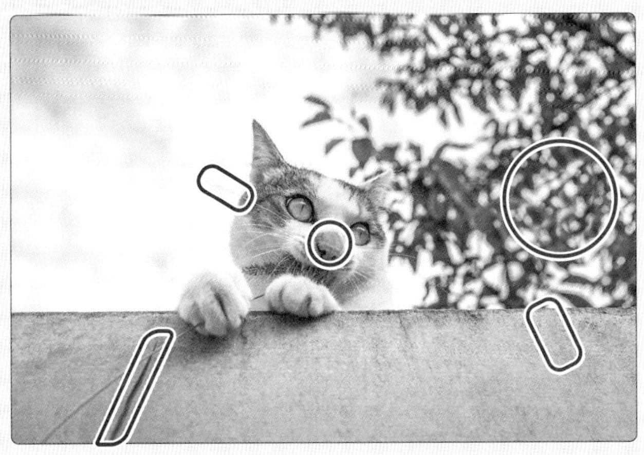

㊸種まきねこ（P47）

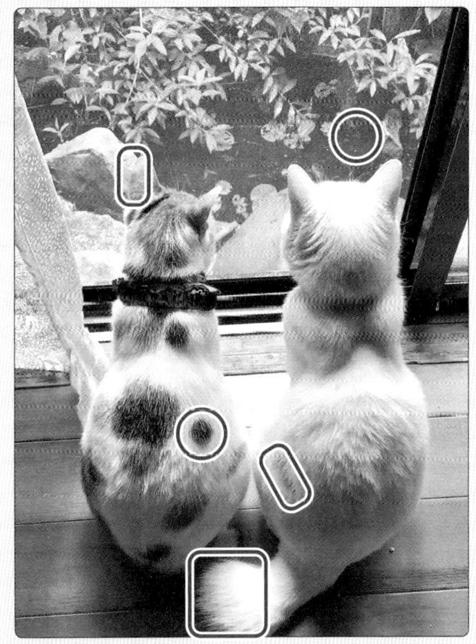

㊹ぽやぽやねこ（P48）

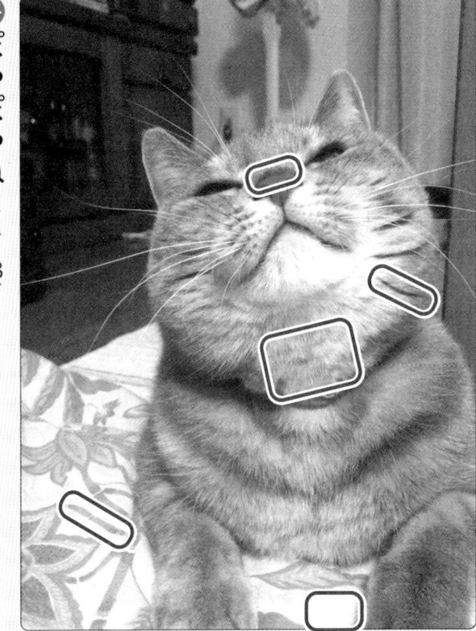

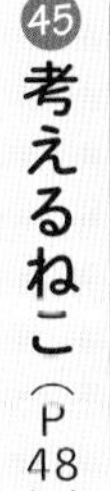

㊺考えるねこ（P48）

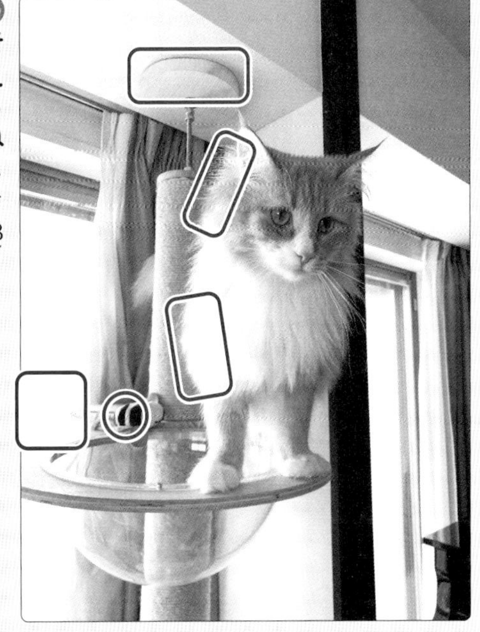

㊻カエルねこ（P49）

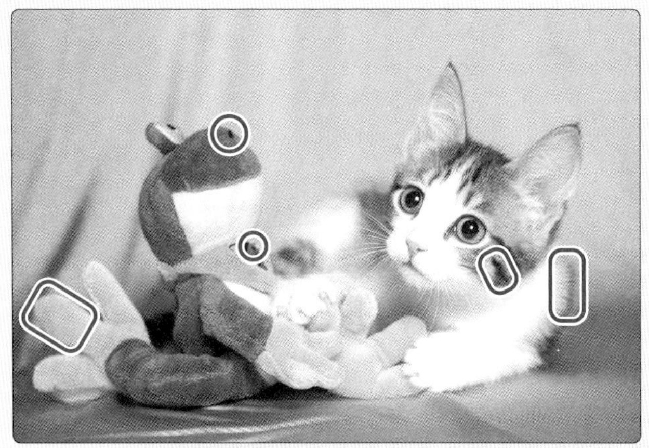

㊼失恋ねこ（P50）

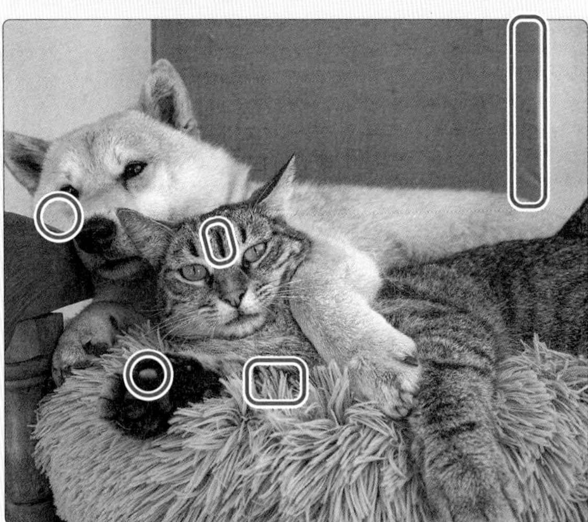

㊽念力ねこ（P51）

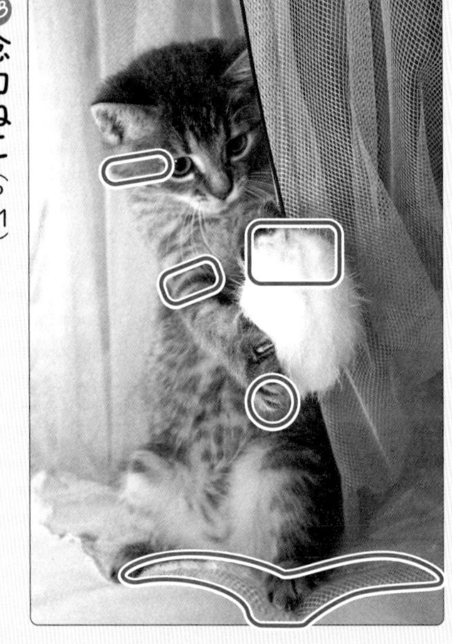

㊾おもちゃ落としたねこ（P52）

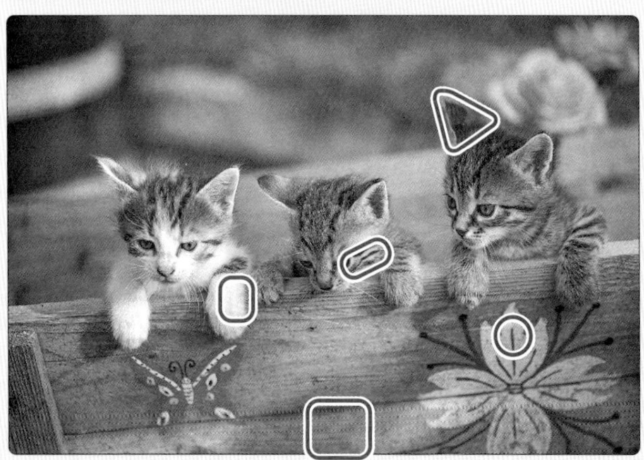

㊿北の国のねこ（P53）

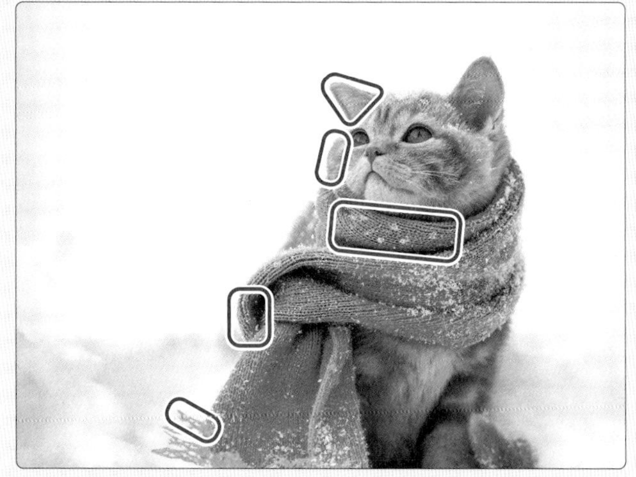

51くしゃみねこ（P54）

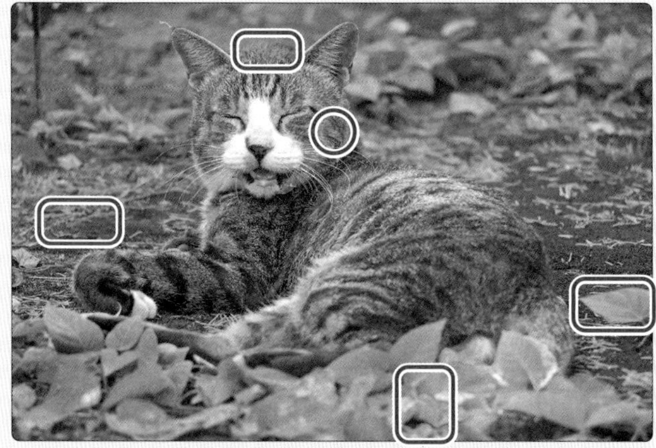

52ごきげんななめねこ（P55）

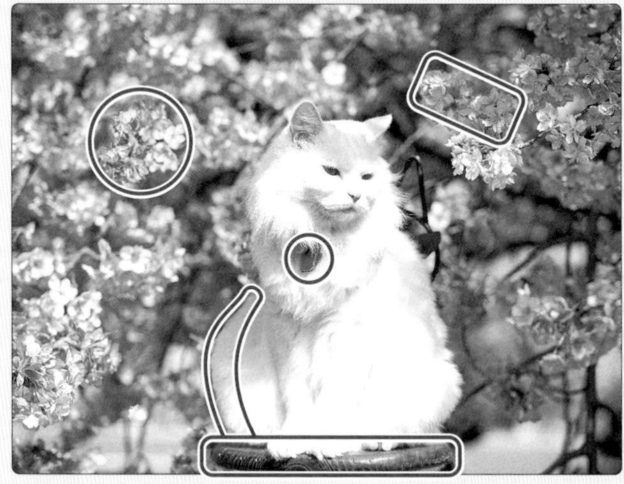

53ついついねこ（P56）

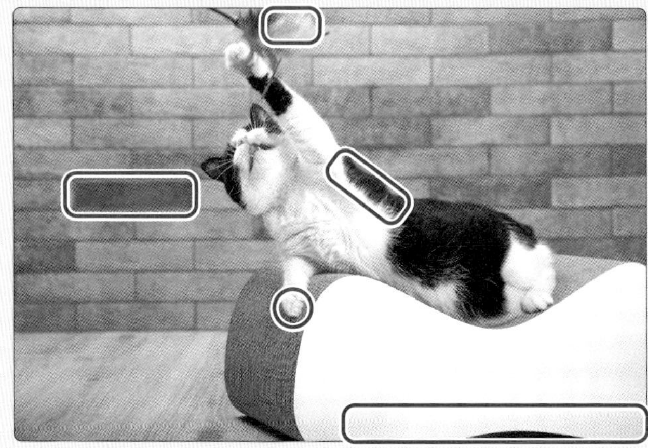

54 ツウねこ（P57）

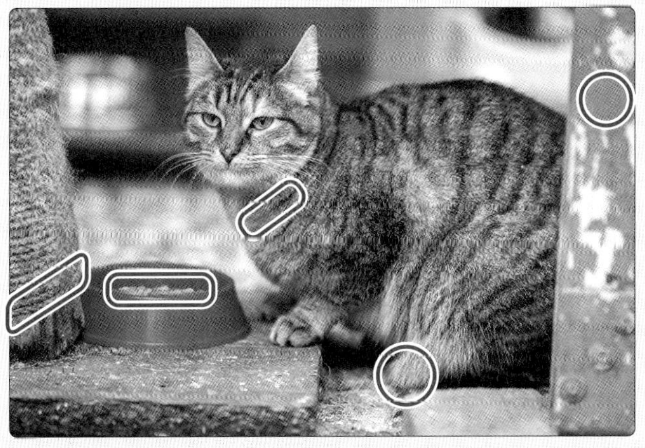

55 シャル・ウィ・ニャンス（P58）

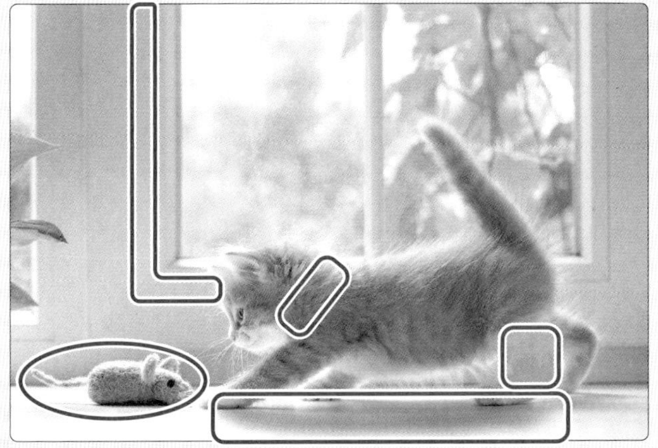

56 ライブ会場最前列ねこ（P59）

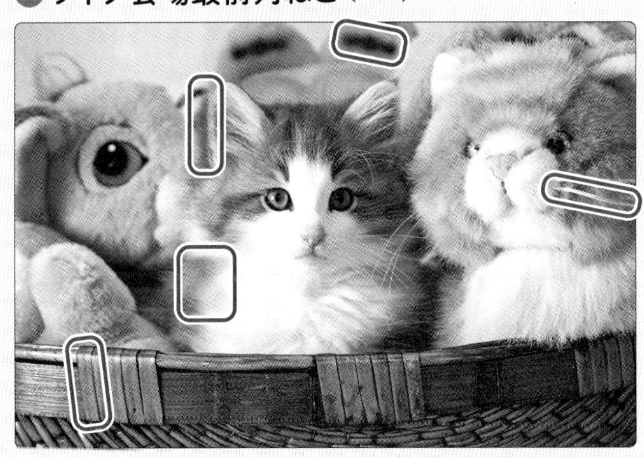

57 分析ねこ（P60）

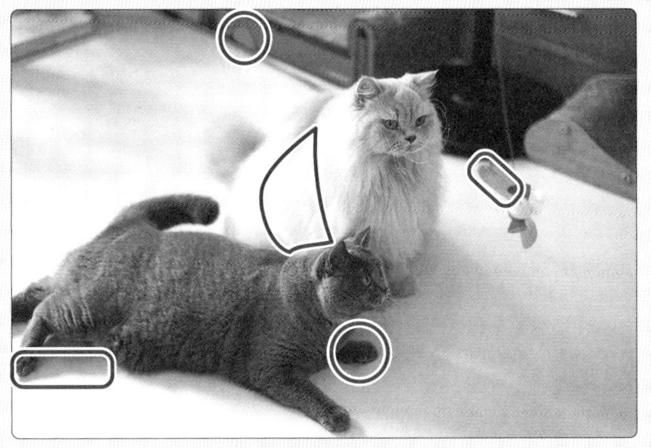

58 やきもちねこ（P61）

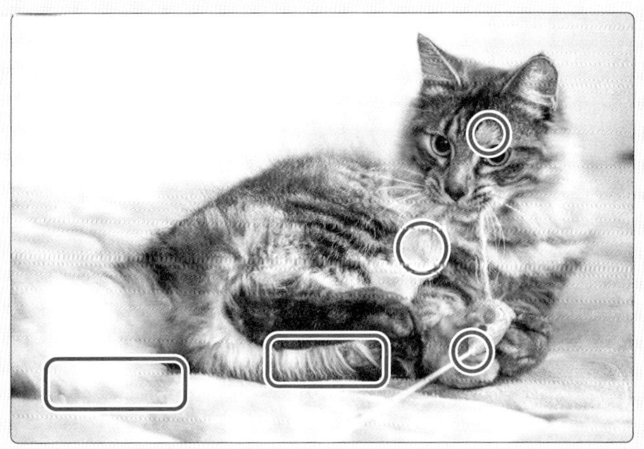

59 新婚ねこ（P62）

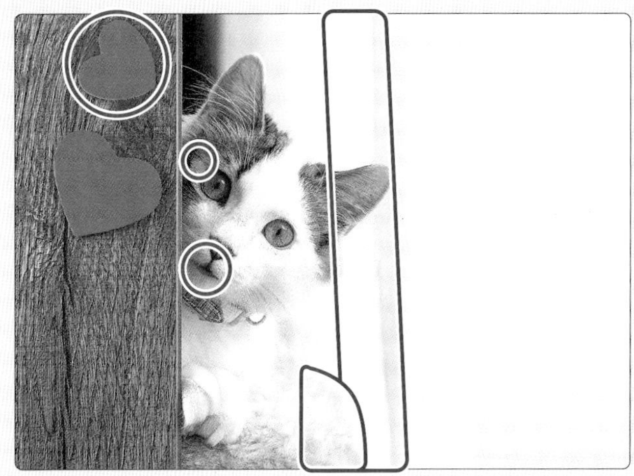

60 がんばったねこ（P63）

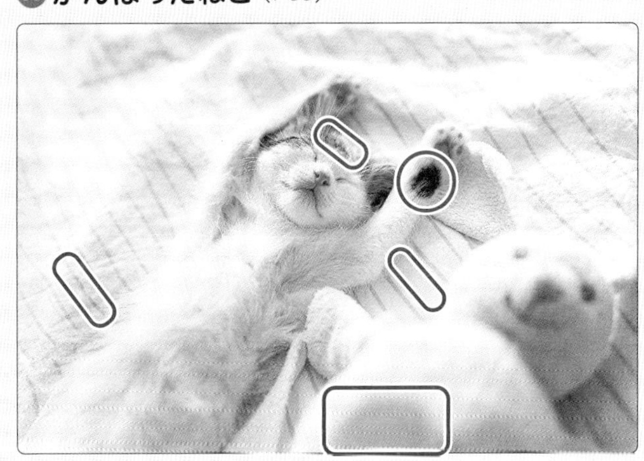

カバーの解答

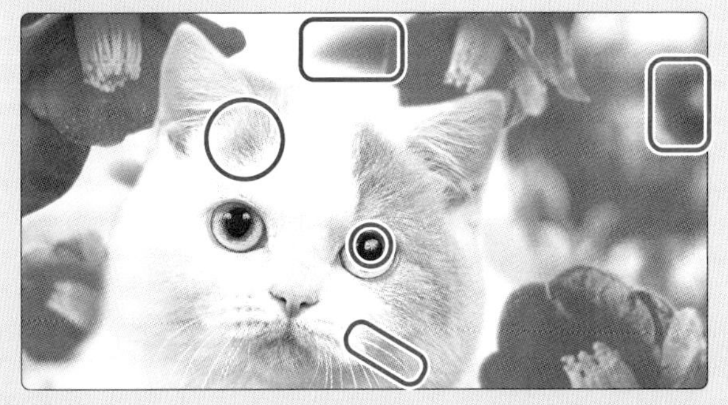

毎日脳活 スペシャル

にゃんと1分見るだけ！
記憶脳 瞬間強化

ねこのまちがいさがし ❻

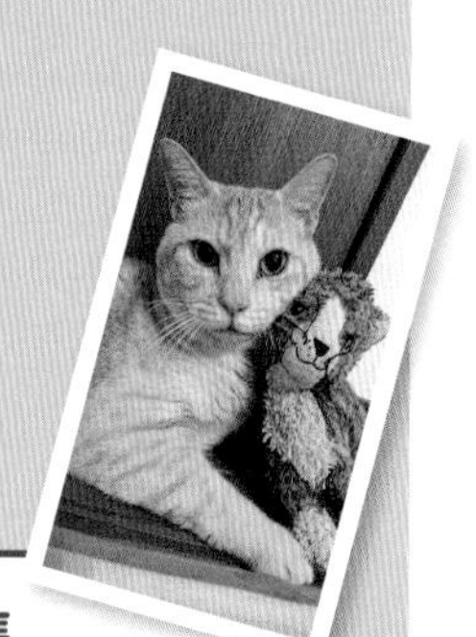

ねこの写真を大募集

『毎日脳活』編集部では、みなさまがお持ちの「ねこの魅力が伝わるかわいい写真」を大募集しています。お送りいただいた写真の中からよいものを選定し、本シリーズの「まちがいさがし」の題材として採用いたします。採用写真をお送りくださった方には薄謝を差し上げます。

送り先 neko@wks.jp

※応募は電子メールに限ります。

※お名前・年齢・ご住所・電話番号・メールアドレス・ねこの名前を明記のうえ、タイトルに「ねこの写真」と記してお送りください。

※なお、写真は、第三者の著作権・肖像権などいかなる権利も侵害しない電子データに限ります。

※写真のデータサイズが小さい、画像が粗い、画像が暗いなどの理由で掲載できない場合がございます。

ご応募をお待ちしております。

監修

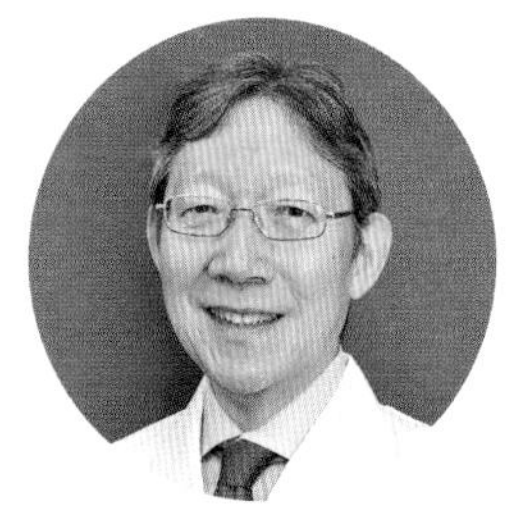

杏林大学名誉教授・医学博士
古賀良彦（こが よしひこ）

1971年に慶應義塾大学医学部卒業、88年に医学博士、90年に杏林大学医学部精神神経科学教室助教授、99年に杏林大学医学部精神神経科学教室主任教授、2016年に杏林大学医学部名誉教授に就任。現在、東京都杉並区のメンタルクリニックいわおで診療を続ける。
精神保健指定医、日本精神神経学会認定専門医、日本臨床神経生理学会認定医・名誉会員、日本催眠学会名誉理事長、日本薬物脳波学会副理事長を務める。著書・テレビ出演多数。

編集人	飯塚晃敏
編集	株式会社わかさ出版　原 涼夏　谷村明彦
装丁	遠藤康子
本文デザイン	カラーズ
問題作成	飛倉啓司　吉野晴朗　プランニングコンテンツ・プラスワン
漫画	前田達彦
写真協力	PIXTA　Adobe Stock
発行人	山本周嗣
発行所	株式会社 文響社 ホームページ　https://bunkyosha.com お問い合わせ　info@bunkyosha.com
印刷	株式会社 光邦
製本	古宮製本株式会社

この本に関するご意見・ご感想をお寄せいただく場合は、
郵送またはメール（info@bunkyosha.com）にてお送りください。